妈妈用心做

# 宝宝不挑食、不过敏

解超英 ◎主编

U0386001

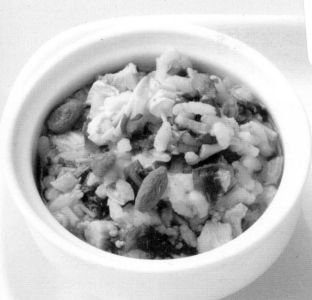

黑 龙 江 出 版 集 团

黑龙江科学技术出版社

## 图书在版编目（CIP）数据

妈妈用心做，宝宝不挑食、不过敏 / 解超英主编
. -- 哈尔滨 ：黑龙江科学技术出版社，2017.6
ISBN 978-7-5388-9149-2

Ⅰ．①妈… Ⅱ．①解… Ⅲ．①婴幼儿－营养卫生
Ⅳ．① R153.2

中国版本图书馆 CIP 数据核字（2017）第 027539 号

# 妈妈用心做，宝宝不挑食、不过敏

MAMA YONG XIN ZUO, BAOBAO BU TIAOSHI, BU GUOMIN

| | |
|---|---|
| 主　编 | 解超英 |
| 责任编辑 | 徐　洋 |
| 摄影摄像 | 深圳市金版文化发展股份有限公司 |
| 策划编辑 | 深圳市金版文化发展股份有限公司 |
| 封面设计 | 深圳市金版文化发展股份有限公司 |
| 出　版 | 黑龙江科学技术出版社 |
| | 地址：哈尔滨市南岗区建设街 41 号　邮编：150001 |
| | 电话：(0451)53642106　　传真：(0451)53642143 |
| | 网址：www.lkcbs.cn　　　www.lkpub.cn |
| 发　行 | 全国新华书店 |
| 印　刷 | 深圳市雅佳图印刷有限公司 |
| 开　本 | 723 mm×1020 mm　1/16 |
| 印　张 | 7 |
| 字　数 | 90 千字 |
| 版　次 | 2017 年 6 月第 1 版 |
| 印　次 | 2017 年 6 月第 1 次印刷 |
| 书　号 | ISBN 978-7-5388-9149-2 |
| 定　价 | 19.80 元 |

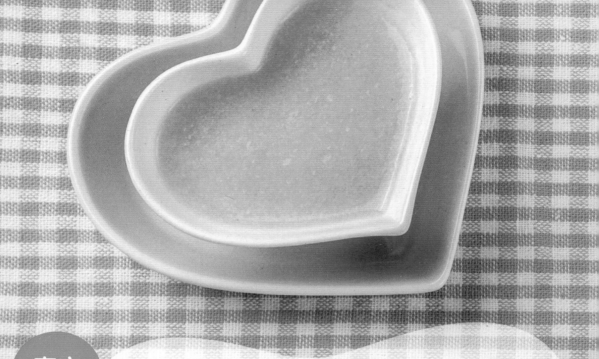

## 序言

同年龄段宝宝喜欢吃的食物，自家宝宝不喜欢吃；宝宝总是选择性地凭个人喜好无节制地大量进食某些食物，且进食频率高，影响到吃其他食物。出现上述类似情况，妈妈们就要考虑宝宝是不是偏食了。还有一些宝宝在添加辅食的过程中出现过敏现象，虽然有些宝宝不明显，但细心的妈妈也会发现。

针对宝宝容易拒绝的某些食材的特质，本书量身打造出适合的烹饪方式，让宝宝远离挑食的坏习惯，成功迎接健康人生！针对过敏体质的宝宝，本书尽量避免推荐易致敏的食材，推荐以增强免疫力为主的食谱，让宝宝远离过敏！

无论是生病、成长迟缓或是对吃饭不感兴趣的宝宝，本书都配有专属的美味食谱，针对不同情况，给予不同的饮食方针。或是根据宝宝的营养需求，给予适合的健康食谱，让宝宝拥有好食欲，不再拒绝某些特定食物！

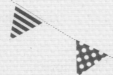

# 目录 CONTENTS

Chapter 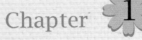 **1**

## 妈妈巧用心，
## 解决宝宝的饮食烦恼

Chapter  **2**

## 化腐朽为神奇，
## 宝宝专属的料理魔法

# Chapter 3

## 精挑细选，为宝宝的成长助力

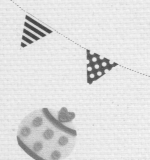

# 目录 CONTENTS

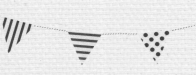
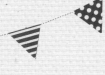

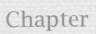

Chapter **4**

## 欢庆节日，
## 幼儿餐还可以这样做

Chapter  5

## 特殊情况，
## 宝宝饮食需精心准备

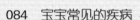 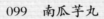

Chapter

1

# 妈妈巧用心，
# 解决宝宝的饮食烦恼

称手的工具，

简便的小窍门，

学会挑选食材，

弄懂宝宝的饮食原则，

让宝宝料理变得so easy，

为宝宝的成长助力！

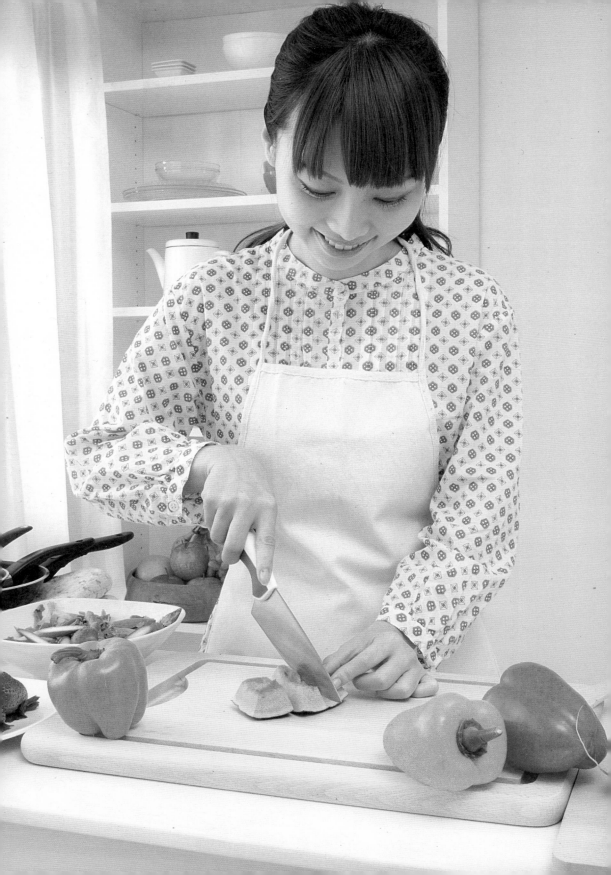

# 妈妈们都赞的好用工具

厨房里，有很多帮助料理的便利工具，妈妈们不妨利用这些工具来完成料理，不仅缩短料理时间，成品也更美观。

## 工具大观园

### 果汁机
可以用来制作果汁或果泥，还可以将坚硬的坚果或芝麻等食物磨成粉末。

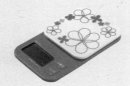

### 电子秤
虽然价格较高，但制作幼儿食物的时候，对于分量的掌握非常有帮助，保管时需小心，因为电子秤非常不耐摔。

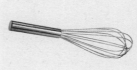

### 打蛋器
用来打发蛋液，也可以用来打发奶油或搅拌其他食材，使用时要顺着同一个方向搅拌，这样更省力。

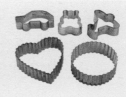

### 饼干模型
料理时，可以巧妙使用饼干模型来增加宝宝吃饭的乐趣。例如宝宝不喜欢苹果，妈妈可以利用饼干模型来塑形，来增强宝宝食用的意愿。

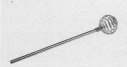

### 蜂蜜勺
取用蜂蜜的好帮手，可以便利而适量地取得蜂蜜，是取蜂蜜的便利工具之一。

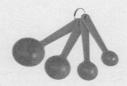

### 计量匙
测量食材的好工具，需要测量少量材料时，计量匙会比秤方便，制作幼儿食物的时候可以多多利用。

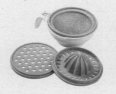

### 榨汁、研磨和过滤器
制作果汁时可以使用榨汁器；研磨器则可以将蔬菜、水果磨细；过滤器在榨汁及过滤高汤的时候都会使用到。

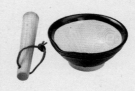

### 研钵
在制作幼儿餐时，研钵可以用来捣碎食物或磨粉。

# 幼儿餐制作的
# 小窍门

超好用的果汁机

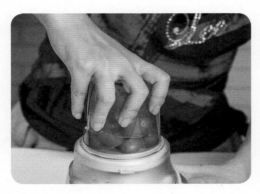

**将食材放入果汁机**

取果汁机专用容器，放入食材及适量开水，确定好卡榫。

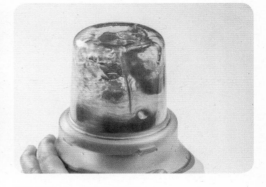

**按下开关，搅打成汁**

扶好果汁机，按下开关，使之均匀搅打，待颗粒呈现绵密细致状，即可停止。

**快速学会的榨汁手法**

不同的食材可以采取不同的器具来完成榨汁的工作，如果制作草莓、葡萄等果肉绵密且容易出汁的果汁，可直接使用滤网来取汁；以橙子或橘子等外皮较坚硬的水果来取汁，则可以利用果汁机作为辅助；而介于上述两类之间的蔬果，如西红柿、黄瓜等，便可以借助研磨器来榨汁。

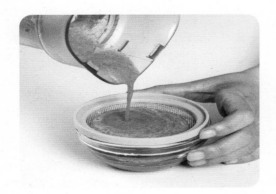

**滤网过滤大颗粒果肉**

使用滤网将较大颗粒的果肉过滤出去，让宝宝饮用果汁更方便。

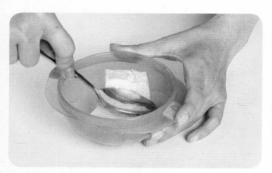

**轻轻托住碗身**

食材放入碗中后，需轻轻地托住碗身，以免受施力影响，造成餐具位移或食物掉落。

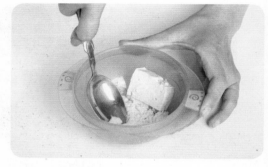

**汤匙紧贴食物向下施力**

可以压泥的食材多半较为软烂，只要向下施力，不需耗费太多力气便能完成。

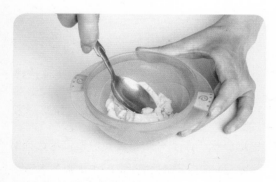

**不均匀处重点压泥**

使用汤匙压泥过程中，施力难免不能全面覆盖，这时候可以针对压泥不完全的区域，重点施力。

**轻松学会压泥技巧**

可以压泥的食物通常较为细嫩，例如豆腐、南瓜等，有时候利用厨房常见的简易工具，便可以轻松完成压泥的工作。压泥的手法有很多，除这里介绍的以汤匙施力之外，还可以利用挤压器或是刀背、叉子等，一样可以达到压泥的效果。有些食材生、熟特性全然不同，料理时应掌握不同的食材特质，才能方便又快速。以芋头或南瓜举例，两者未经烹煮时，果肉非常坚硬，不适合磨泥，但经过烹煮后，压泥工作便非常轻松了。

满足少量需求的研磨技巧

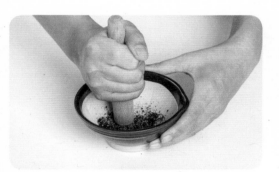

**稳稳托住碗身**
将食材放入研钵中，需稳固地托住碗身，才能方便施力。

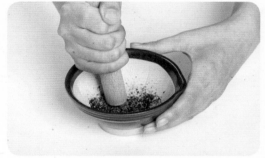

**左右均匀研磨**
握着木棒的手沿着碗内圆周施力，食材就可以被均匀地磨碎了。

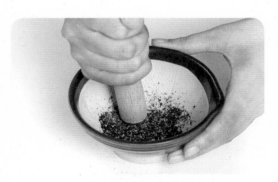

**大颗粒重点研磨**
在磨碎的过程中，可针对碗中不够细致的大颗粒重点磨碎。

**准确掌握研磨的技巧**
研磨的方式有许多，除了使用研钵之外，还能利用磨粉机、搅拌机、磨碎机、刨丝器及刀来进行，不同工具依照不同的方式都可以达到研磨的效果。若是要在宝宝的幼儿餐中增添松子、干香菇等营养粉末，可选择磨粉机来使用；搅拌机则可以用来将具备水分的蔬菜或水果均匀搅碎；若想在宝宝的饮食中添加儿童芝士，刨丝器则是很好的选择；如果不想购买上述器具，虽然比较费时、费力，用刀也可以达到相同的效果。

# 新鲜水果的选购和清理

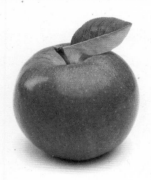

**苹果**

苹果花蒂掉落的地方会变黄，皮有弹性的苹果比较好吃，当天买的当天吃较佳。

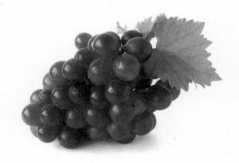

**葡萄**

挑选适宜大小的葡萄串，看看葡萄粒大小是否均匀，选择藤比较新鲜的。表面那层白色物质是葡萄的果粉，果粉多表示葡萄很新鲜。

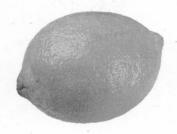

**柠檬**

柠檬外皮比较硬，果肉里残留农药的概率很小。挑选新鲜一点儿的，去皮食用即可。

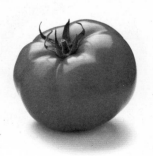

**西红柿**

西红柿圆润而硬的比较好吃，一般西红柿都很圆，但也有一些是偏方的。偏方的空心比较多。

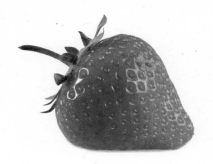

## 草莓

质量良好的草莓鲜红又有光泽，蒂头叶片鲜绿，没有任何损伤、腐烂，且表皮的子分布平均，还可嗅到浓郁香味。挑选时需注意，果肉坚实并紧连果梗的草莓方为上选，尤其应避免大片掉色及发霉者。

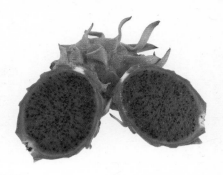

## 火龙果

挑选火龙果时，建议用手掂重，越重的代表水分越多、果肉越丰满。从颜色上也可辨识，红色及绿色表皮越鲜明，代表越靠近采摘期，口感越好；反之，若绿色表皮变得枯黄，则代表果肉已失去新鲜，应该避免购买。至于果体的部分，不要挑选瘦长形，应以圆胖为主，果体圆胖象征成熟，口感清甜而不生涩。

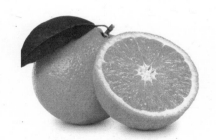

## 橙子

好的橙子含有充沛水分，同样的果实大小，应挑选较重的那个，代表橙子吸收到充足的养分与水分。皮细薄而光滑，果粒富弹性又饱满的，风味较佳。挑选时，果色橙黄、香气浓郁、果形椭圆者为上选。

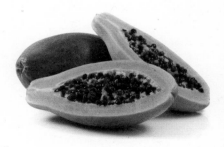

## 木瓜

成熟的木瓜需小心清洗，力道过大很容易造成表皮损伤。用蔬菜刷或全新牙刷，在流动的小水流下轻轻刷洗木瓜表皮，尽管不会食用表皮，但切食时，刀还是会划过，因此必须彻底清洗。木瓜切开后，需去子再食用，要特别注意砧板的卫生，生、熟食应使用不同砧板，才不会污染食物。

# 菇类及根茎类食材的选购和清理

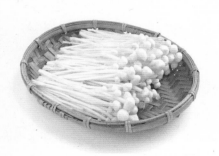

## 金针菇

金针菇伞越小的越嫩，口感更佳。如果是购买散装的金针菇，在选择大小时，建议挑小一点儿的。

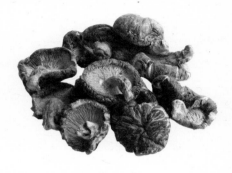

## 香菇

香菇采收后放置时间越长，口感会越差。香菇的根部有一点儿黏湿土或切开根部时带有水珠，表示香菇很新鲜。皮略带浅黄色，布满小点的口味更佳。

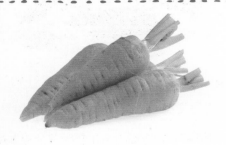

## 胡萝卜

应该选择细直的，且颜色越鲜艳，口味越佳。根部带有绿色的胡萝卜不太甜；表面呈凸状、裂开，根部周围比较粗糙的，口味会稍差，烹饪起来也会有些难度。

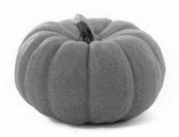

## 南瓜

南瓜挑选粗细均匀、平滑一点儿、沉甸甸的，口感会更佳。

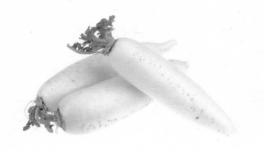

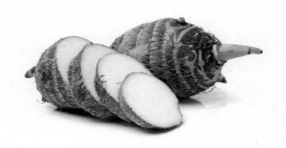

## 白萝卜

白萝卜挑选时，要以菜叶鲜翠直挺、少量为优先，叶子太过软长代表采收时间过久，白萝卜很可能已经不新鲜了，口感容易干瘪、无水分。白萝卜表皮最好无裂痕且不过白，有裂痕的白萝卜在清洗过程中，农药容易沿着缺口渗进果肉，过白的白萝卜则可能是浸泡过漂白水的。

## 芋头

在挑选芋头时，第一步要先观察外表，注意皮毛下方的果肉是否发霉腐烂、硬化或干枯，不要选择有斑点的。新鲜的芋头带有泥土的湿润气息，通常较硬，软化的通常过老。果形差不多的芋头以质轻为佳，重量较重的，含水量较多，口感不如前者好。

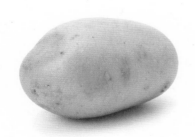

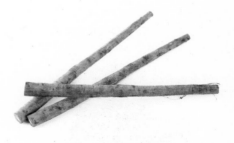

## 土豆

挑选土豆时，以外表肥大而均匀的为上选，尤其以圆形土豆为佳，不仅营养较好，而且容易削皮。表皮以深黄色为佳，皮面干燥、光滑、不厚、芽眼较深，并且没有机械损伤、病虫害、冻伤、发芽及枯干现象，才是较好的土豆。

## 牛蒡

牛蒡身形细长，市面上多出售牛蒡的根茎部分，其组织中拥有丰富的纤维质，这些纤维质非常容易木质化，若是过度成熟，容易老硬、难吃。挑选牛蒡时，以形状笔直无分岔、整体粗细均匀一致者较佳，表皮最好呈淡褐色、不长须根，质地细嫩而不粗糙最好。

# 新鲜蔬菜的选购和清理

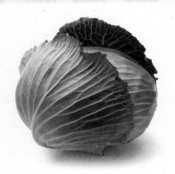

**包菜**

叶子厚的比较新鲜，一般在超市里出售的会用保鲜膜包装，容易辨认。叶子变黑的则不宜挑选。

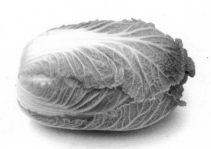

**白菜**

好的白菜一般根部会带有光泽。如果有切半的白菜出售，最好选择叶子紧密的。

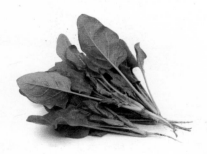

**菠菜**

挑选菠菜时要看根部是否红润，菜叶颜色是否够深，叶子是否饱满。

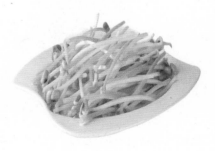

**黄豆芽**

挑选黄豆芽要看芽杆是否挺直，芽根是否有烂根、烂尖现象，折断的芽杆是否有水分冒出。无水分冒出，芽杆挺直、芽根无烂根、烂尖的豆芽是自然培育的，可以选购。

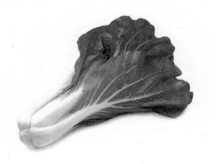

### 小白菜

选购小白菜时，以外表生意盎然而直挺、叶片完整有光泽为优先选择。若是叶片变软发蔫，就代表小白菜失去了鲜度；若是菜色黯淡、无光泽，甚至夹有枯黄菜叶及腐烂叶、虫斑遍布，则为质量低劣的小白菜，应该避免购买。

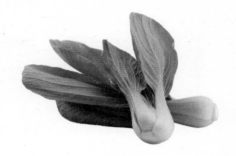

### 上海青

挑选上海青要以植株挺实为主，除新鲜之外，口感也较为脆甜；另外，接近根部的茎要宽大，不仅滋味较浓郁，水分也充足；叶面须呈翠绿，若发黄、枯萎则代表放置过久；茎不可有断裂现象，若出现断裂现象，很可能是遭受过挤压或撞击。

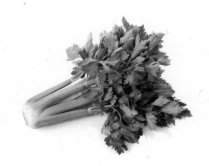

### 西芹

在西芹的挑选上，要以茎部粗壮硬挺为上选，长度最好不要太长，末端明显缩小最好；叶子不要过于茂盛，叶子颜色要以新鲜翠绿为首选；叶茎呈现浅绿色且多肉，在新鲜状态下，应该是鲜亮、青翠的，芹菜茎部应有足够分量。

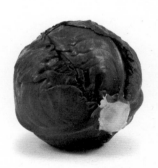

### 紫包菜

紫包菜虽然相较一般包菜质地较硬，但甜度高，常用于生菜沙拉中。挑选时，注意底部白色部分须白皙，若是泛黄、发黑，代表存放过久，已失去新鲜度。要挑选好吃的紫包菜，可用指甲轻压茎部，如果指甲抠下有"啵"声，代表清脆可口。

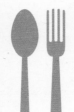

# 宝宝专属的五彩蔬果魔法

植物是人类早期的食物，也是人类的好朋友！近年来，植物营养素的概念蔚为流行，人们普遍开始重视及检视自己摄取的植物营养素是否足够。

## 健康 & 全营养的饮食计划

部分爸妈正在为宝宝的饮食习惯感到困扰，这些宝宝不习惯蔬果的纤维口感，甚至产生排斥心理，追根究底都是由于断乳时期没有为宝宝建立一套健康而营养均衡的饮食计划。

## 红色蔬果力

红色蔬果含有大量花青素及茄红素，前者可强化微血管弹性、促进循环，并发挥保护视网膜的功用；后者能够帮助强化心脏，使人精神焕发，维持体温及增强血液循环，并帮助身体清除自由基，具备很强的抗氧化效用。

茄红素由于具备高度抗氧化功能，可因此改善情绪焦虑，也有助纾解疲劳，可说是血液中铁质的最佳来源之一。茄红素还可以提升肝脏机能、健全消化器官、解除便秘，以及促进尿道系统健康、预防糖尿病，并增强表皮细胞再生、防止皮肤衰老，更可以大大降低罹患癌症的概率。

## 橙黄蔬果力

橙黄色蔬果含有大量的植物营养素，如类生物黄碱素及胡萝卜素，前者可阻挡自由基对身体产生不好的作用；后者含有大量β-胡萝卜素，这些β-胡萝卜素进到人体可以转化成维生素A，维持眼睛和皮肤的健康，让皮肤粗糙及夜盲症的状况获得改善。

橙黄色蔬果所含的植物营养素，具备抗氧化、抗衰老作用，可以维持造血功能、提升免疫力，以及降低罹癌概率，还可改善消化系统毛病，具有益气健脾、保护心血管系统、维护心脏健康等多重作用。

橙黄色蔬果大多具有甜味，建议做成零食或酱汁应用在断乳食谱中，甚至可以让有肥胖问题的孩子当作糖类来食用，让孩子只接触天然甜味，减轻多余的糖类对身体的负担。

## 绿色蔬果力

绿色蔬果含有大量植物营养素，如黄体素、叶绿素、镁及钾等，黄体素可预防及减慢视网膜黄斑病变的发生，有助视力健康的维护，也可预防白内障、心脏病及癌症、强健骨骼与牙齿；叶绿素有助加快新陈代谢，并参与造血、延缓老化，甚至能够降低血压及胆固醇。

镁可以防止钙与钾的流失，维持骨骼生长及神经肌肉的构成，并维护肠道功能的健全及平衡。钾可说是人体内极为重要的矿物质之一，不但可以维护蛋白质的正常代谢，还能够维持细胞内正常的渗透压，更可以维护心肌功能的正常。

## 蓝紫色蔬果力

蓝紫色蔬果富含前花青素以及花青素，前花青素主要功能是抗氧化、抗衰老、增进记忆功能，及有助预防心脏病、癌症、促进呼吸及尿道系统健康，除具有

保护血管的效用、维护人体血液循环系统的健康，还能够阻止胆固醇囤积在动脉管壁上，进而维护血液流通的顺畅。花青素对视力衰退及眼睛疲劳、视网膜病变具有预防功效，以蓝紫色蔬果外表来看，其颜色越深，花青素的含量越高。

## 白色蔬果力

白色蔬果可以增进肺功能，使人呼吸顺畅、保持皮肤健康、充满活力并提高抵抗力，其富含花黄素，可通过抗氧化作用来减缓老化，在抗癌方面也可阻止癌细胞的扩散。整体而言，白色蔬果所含的植物营养素可以维护心脏健康、降低胆固醇，对呼吸系统也有好的帮助，并能协助排出体内的有害物质、增强免疫力及降低罹癌风险。

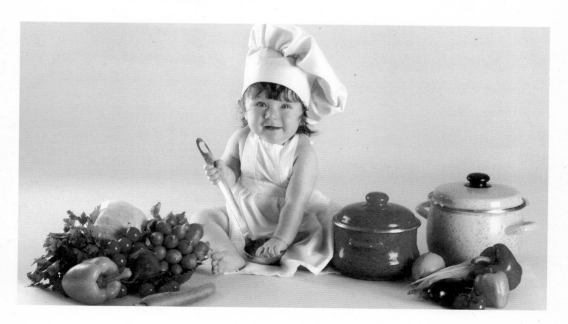

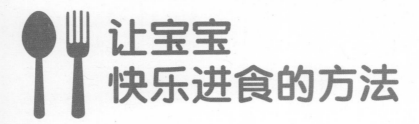

# 让宝宝
# 快乐进食的方法

**Q** 结束离乳时期，有什么好的办法可以引发宝宝的食欲吗？

**A** 一般在迎接孩子1岁生日时，就开始为其准备幼儿食物了，离乳食物还没进行完的宝宝也不必着急，请配合宝宝的步调慢慢转变吧！虽说这时的幼儿不吃离乳食物了，但并非可以一下子和成人吃一样的东西，幼儿食物还是必须有所区别的，如果食物过大，即使宝宝拥有旺盛的食欲，也不能顺利进食，太硬的口感，也会妨碍宝宝进食。另外，食物装盘需装饰！有部分宝宝看到装盘很普通或盘子脏兮兮的就会没食欲，因此，适当的外观跟色彩是必需的。

**Q** 如何挑选宝宝的食物？

**A** 即使是成人，也有吃得多和吃得少的人，孩子当然也有这种情况，如果是食量小的孩子，妈妈总是想办法喂，硬塞食物给孩子，宝宝会觉得很辛苦，妈妈大可不必这样，顺

应孩子的状况做调整吧！在餐点安排上，要为孩子考虑能平衡吸收蛋白质、糖类、维生素、脂肪、钙等营养素的菜单。在幼儿期，不要把米饭当主食，事实上，菜比米饭更重要，孩子不愿意吃你做的菜时，也可以让他多喝汤。妈妈没必要认为如果不吃盛餐，营养就不够，一天吃的食物种类尽量丰富些就是，这对爸爸、妈妈也很有益处。

## POINT
### 把握快乐用餐的大原则

吃饭时，妈妈和孩子进行各种话题的交谈了吗？是不是只让孩子安静吃饭？吃饭时间对妈妈和孩子反而都成了紧张时刻吗？对这时期的孩子而言，食事就是生活的重心，请妈妈在用餐时，对孩子说些风趣的话，一起快乐用餐吧！

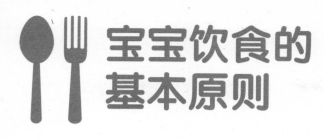

# 宝宝饮食的基本原则

## Q 宝宝的偏食问题如何处理？

**A** 孩子没吃习惯的食物怎么也不想吃，常常是很多家庭的问题，为了使孩子不偏食，从婴儿时期起，就要让他吃各类食物，这是至关重要的！同时，父母要检查自己是不是偏食呢？爸爸、妈妈本身如果偏食的话，菜单的变化就少，孩子吃的东西种类也就容易偏少，所以在孩子还没偏食前，首先要重新检查一下全家的饮食习惯。不论是谁，多少都有喜爱吃的和不喜欢吃的食物，如果为了让孩子不偏食，父母就强制性地命令宝宝吃的话，孩子会更不愿意。让宝宝多吃些不同种类的食物，慢慢想出并做出使孩子能多吃的烹饪方法。

## Q 如何防止宝宝过胖？

**A** 最近，儿童肥胖时有耳闻，这种肥胖被大家普遍认为是由运动不足和零食吃得太多造成的。父母要注意，不要让孩子摄取过多的零食、点心、加工食品、清凉饮料等，这样会造成他们对食物的错误需求，甚至衍生为只吃零食，忽略正餐的错误饮食法。为了防止孩子肥胖，首先要规定吃点心的时间和量，并在正餐间把握一定的原则，了解孩子的饭量并确定他是否有达到，若是没有，应该找出原因再做调整。另外，早饭要让他有规律性地吃，因为早饭是提供一天能量的根本；白天则尽量让孩子在户外玩耍，让身体消耗的热量与摄入的热量对等。

### POINT

#### 变化料理手法

如果孩子讨厌某项食材，妈妈可以考虑变换料理手法。相同的食材，经过不同的烹饪方法，很可能改变这个食材在孩子心中的地位，例如宝宝不喜欢鸡肉，妈妈可以转换传统的拌炒烹煮法，以三明治的方式来料理，让宝宝自己动手抓食物，引发食欲。

# 培养优良的饮食习惯

## Q 如何让宝宝培养健康的食欲?

A 吃饭吃得津津有味,宝宝心里就会感到满足,觉得特别幸福。婴儿虽然不会说肚子饿,但会利用哭声来告诉妈妈,而且,只要妈妈喂奶,便又会香甜入睡了。稍微长大一点儿后,也会遵照类似的模式,肚子饿的话,妈妈一拿出食物,宝宝便会开心地吃掉,对宝宝来说,用餐时间不单是为了满足食欲,更是和妈妈进行交流的快乐时间! "宝宝,好吃吗?" "哇,宝宝吃下好多啊!"孩子对妈妈说这些话的喜悦心情和笑脸是可以感觉得到的。进行食事教育的基本要点就是要把普通餐桌变成充满妈妈和宝宝快乐情绪和满足感的餐桌,为了使孩子吃得好,白天充分让宝宝玩耍,并培养食事必须有规律。另外,在宝宝吃饭的时候,要温和地对他说说话,聊天的目的并不是要让孩子吃很多,而是要把孩子培养成能自己快乐吃饭的孩子!

## Q 1岁前的宝宝如何建立优良的饮食习惯?

A 秉持"教导孩子快乐进食"的原则来进行!孩子已经开始吃离乳食物了吗?不要着急,慢慢进行吧!如果开始吃离乳食物的话,要让孩子养成餐前洗手、餐后漱口的基本习惯,最好还能让宝宝习惯餐前、餐后问候语,包括"我要开动了""谢谢款待"等,虽然宝宝还无法理解真正的意义,但妈妈还是应该经常说出来,让孩子借此培养用餐礼仪。宝宝到了7个月左右的时候,尽量让他和家人一起吃,不仅可以享受用餐的快乐,还能培养家人间的情感。

## Q 如何建立1岁宝宝的饮食习惯?

A 首先,应该重视宝宝的积极性,这个时期的宝宝还不太能够专心地进食,常会出现浪费食物、边吃边

针对孩子不同的成长时期，制订不同的饮食规划方针，为孩子从小奠定良好的饮食基础，长大自然发育好，无需担忧偏食带来矮小等的坏影响。

玩、偏食等情况，只要孩子情绪好，有精神就行，妈妈不必太在意，千万不要一个劲儿只想让孩子吃，时候到了，孩子自然会开始吃饭。另一方面，孩子有时也会想自己吃，并且揉搓食物，但由于还不能很好地使用汤匙，会用手去抓着吃，妈妈对这些行为请不要生气，只要在宝宝的餐桌下方铺设报纸或塑料布，那么即便孩子把食物弄掉，也不会花费大人太多的精力去清洗，爸妈要重视培养孩子自主吃饭的积极性，不要受制于繁复的清洗程序，而总是由妈妈来喂食，这样孩子便永远无法独立了。不过有一点要特别注意，宝宝若是开始玩食物，大人就要赶紧收拾，并且把用餐时间设定在半小时左右，同时充分让孩子在外头玩耍，消耗多余的体力，才能培养食欲。

## Q 2 岁宝宝的饮食习惯如何建立呢?

A 2岁的宝宝也能自己使用汤匙和叉子吃饭了，妈妈开始训练宝宝用筷子吃饭吧! 市面上有许多专门为宝宝设计的学习筷，妈妈可以挑选适合的来让孩子使用。孩子用餐过程中，虽然有时也会撒落食物，这时候妈妈不要开口训斥他，要在旁边默默守护，情况会逐渐好转的! 宝宝吃得好，妈妈要表扬他。用餐过程中最好把电视关掉，让宝宝专注在餐点中。

## Q 如何建立 3 岁宝宝的饮食习惯?

A 这个时期的宝宝可以一手端碗，一手拿学习筷吃饭了，妈妈要开始让孩子把自已撒落的食物捡拾起来，并让他自己学着收拾使用过的餐具了。这些用餐细节不仅可以建立宝宝的饮食好习惯，甚至还会影响宝宝长大后的饮食习惯。除此之外，宝宝还能说"不客气""谢谢款待"等用餐前后的用语，因此，妈妈可以开始教导孩子餐桌礼仪了。建立这个时期宝宝的用餐原则，要把握培养孩子有礼貌用餐的独立性。宝宝往后用餐习惯的奠定，这个阶段的习惯培养占了很大的比重，因此妈妈要特别用心。

Chapter
2

# 化腐朽为神奇，
# 宝宝专属的料理魔法

家中宝宝有偏食的坏习惯吗？

了解几个料理小窍门，

就可以让餐桌上不受欢迎的特殊食物，

摇身一变成为美味料理！

咀嚼型食物、缺水型食物、刺激嗅觉的食物，

通通成为宝宝接受度高的美味料理。

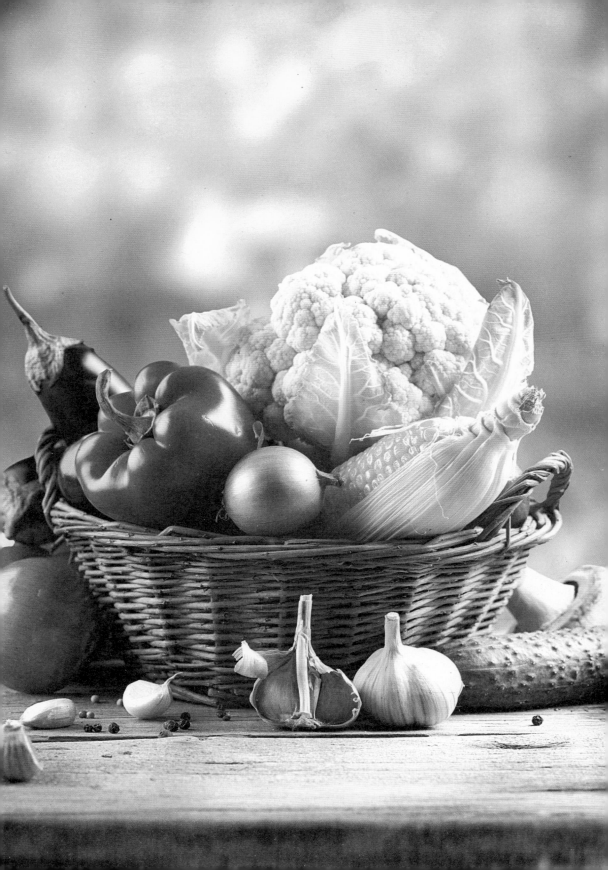

## 咀嚼型食材：

# 竹笋

竹笋中含有大量人体难以溶解的草酸及粗纤维，前者会在肠道中与其他食物的钙质结合，进而影响对钙、锌的吸收；后者则对牙口尚未发育完善的宝宝造成咀嚼上的不便，可能就此引发宝宝抗拒进食。因此，最好等到宝宝满一岁后再适量食用，并且注意选用嫩一点的竹笋烹饪，先用开水煮过，可去除草酸，口感也更好。

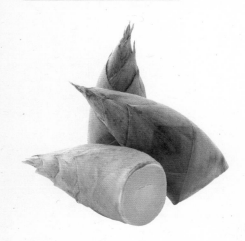

### ➕ 主要营养素

**优质蛋白质、维生素、膳食纤维**

竹笋含有丰富的植物蛋白、胡萝卜素、维生素C、膳食纤维，以及人体所需的8种氨基酸，并含有含氮物质，构成独特的清香。但要注意竹笋性寒，应适量食用。

### ❗ 食疗功效

竹笋具有开胃、促进消化、增强食欲、预防便秘等功效，能够帮助增强人体免疫功能，促进肠胃蠕动，并降低体内多余脂肪，属于低脂、低热量的天然食物，尤其适合有便秘症状、营养过剩或体型肥胖的宝宝食用。

### ≫ 选购保存

竹笋购买时要挑选弯弯的牛角型、整体呈具光泽的黄色，注意外表没有虫咬或伤痕，并且底部圆润，切口为白色，触摸时柔滑细致；若是笋尖带有绿色则表示纤维已经变粗、带有苦味，应避免选购。买回家后最好马上烹调，蒸煮后上盖冷藏，可保存一周。

## 搭｜配｜宜｜忌

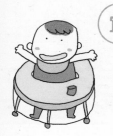

宜

**竹笋 + 鸡肉**
暖胃益气、增强免疫力

**竹笋 + 木耳**
养心润肺、促进消化

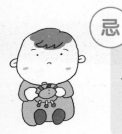

忌

**竹笋 + 羊肉**
容易导致腹痛

**竹笋 + 芒果**
降低营养价值

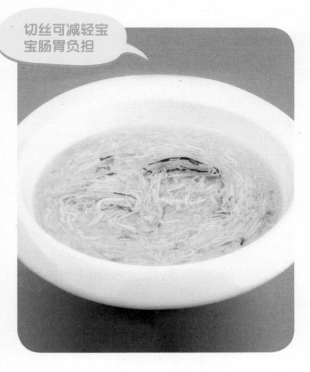

切丝可减轻宝
宝肠胃负担

# 笋丝豆腐羹

## 材料

豆腐 100 克　　　竹笋 50 克
盐适量

## 做法

1 将豆腐和竹笋分别洗净后，切成
细丝。

2 取一只汤锅，倒入适量清水，接着
放进豆腐丝和笋丝，开大火煮沸。

3 起锅前放入适量盐调味，拌匀即可。

# 竹笋鸡肉丸粥

## 材料

竹笋 30 克　　鸡肉 30 克
白饭 50 克　　盐适量

## 做法

1 竹笋去壳、洗净，切成片。

2 鸡肉剁成泥后搅拌至有黏性，搓成
丸子后过水煮熟备用。

3 锅中放入清水、白饭及笋片，煮至
浓稠。

4 放入鸡肉丸，再加盐调味，煮至沸
腾即可。

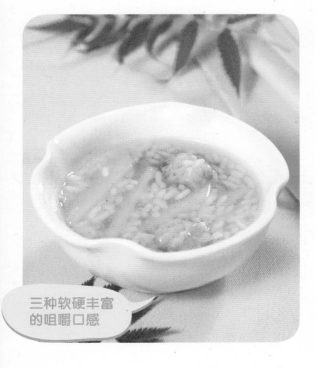

三种软硬丰富
的咀嚼口感

## 咀嚼型食材：

# 牛蒡

牛蒡营养丰富，有"东洋参"的美誉，是有记载以来最古老的药食两用蔬菜，对身体好处多多。但牛蒡性寒，吃太多可能会导致腹泻，并且过多的粗纤维可能导致消化不良，所以若是宝宝感冒或腹泻时，应该酌量摄取。为了保存牛蒡的营养素，也要避免长时间烹煮，或者反复熬煮。

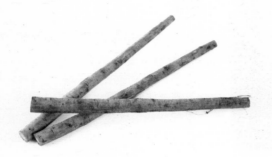

## 搭丨配丨宜丨忌

**宜**

**牛蒡 + 山药**
可增加排毒效果

**牛蒡 + 猪肠**
可润肠、消水肿

**牛蒡 + 牛肉**
营养全面、减少寒性

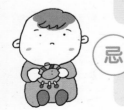

**忌**

牛蒡尚无禁忌搭配食材

### ➕ 主要营养素

**膳食纤维、氨基酸、胡萝卜素**

牛蒡含有丰富的膳食纤维、多酚类物质，以及钙、镁、锌等各种矿物质，还有7种人体无法自行生成的必需氨基酸，是蔬菜中营养价值非常完整的食材。

### ❗ 食疗功效

牛蒡具有解热利尿、帮助排便、保肝、促进消化、稳定情绪、抗发炎、抗氧化的功效，并能减少毒素和废物在体内积存，同时具有促进生长作用、增强体力、抑制肿瘤生长的药理效用，是非常理想的天然保健食物。

### ➤ 选购保存

挑选牛蒡时以外表没有虫蛀、形状笔直、整体粗细均匀、表皮呈现淡褐色、质地细致的最好，才不会因纤维木质化，造成纤维老硬、口感不佳。同时因为牛蒡容易流失水分，回家后应尽早处理，食用时也应选择较细的一端先食用，或先烫熟才比较容易保存。

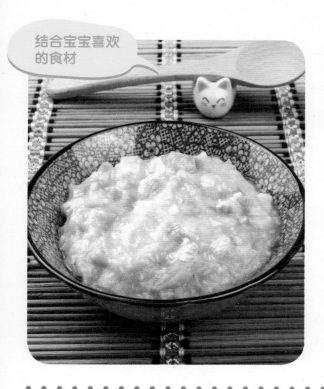

# 牛蒡鸡肉饭

## 材料

白米粥 70 克　　　牛蒡 15 克
鸡胸肉 15 克

## 做法

1 鸡肉仔细切除薄膜、筋和脂肪后，切成小丁。
2 牛蒡削皮后切碎，焯一下。
3 取炒锅，倒入白米粥、鸡肉丁和牛蒡碎，均匀拌炒。
4 用小火煨煮，直至粥汁收干即可。

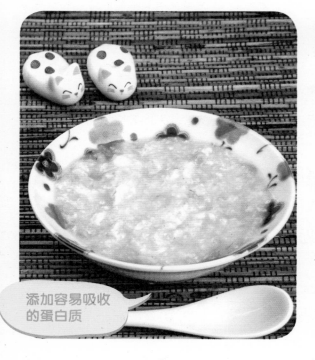

# 鲜虾牛蒡粥

## 材料

白米粥 70 克　　　虾仁 5 只
牛蒡 20 克

## 做法

1 将虾仁洗净、去肠泥，汆烫后捣碎备用。
2 牛蒡洗净、去皮，切丝后泡水去除涩味，再焯烫、切末备用。
3 在锅中加入白米粥、牛蒡和虾肉，搅拌均匀，熬煮片刻即可。

咀嚼型食材：

# 空 心 菜

空心菜不仅容易栽种、能防病治病，而且在日常菜色中能够应用变化的菜式也很多，是非常大众化的食材。但要将空心菜给宝宝食用时，应注意空心菜具有大量纤维质的特点，要把茎部的较难下咽且生涩的老梗去除，方便宝宝食用。并且也要注意空心菜性寒滑利，宝宝若是体质虚弱或脾胃较虚寒，甚或腹泻时就不宜食用。

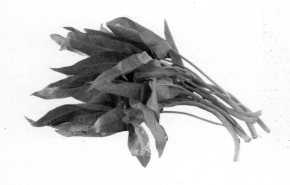

## ➕ 主要营养素

**纤维质、维生素C、β-胡萝卜素**

空心菜中含有丰富的蛋白质、纤维质、维生素C、胡萝卜素及叶酸、矿物质钙和镁，对人体有诸多好处，但要服用药前应避免食用，以免降低药性吸收。

## ❗ 食疗功效

空心菜除了能够帮助宝宝保持正常生长发育、有效增强抵抗力外，还可帮助眼睛发育、促进肠胃蠕动和消化，特别是还能帮助清洁牙齿、除口臭、防治便秘及降低肠道癌发生率，同时可以预防贫血及肠道内的菌群失调。

## ➡ 选购保存

空心菜应该挑选茎干细、叶子深绿、切口不变色、水分充足的，此种空心菜较为鲜嫩，口感较佳。通常空心菜农药含量较高，回家后应去除枯黄或腐烂的叶子，切段并用清水漂洗；保存时要摊开晾干叶片上的水分，再包起来放入冷藏室，并最好在1到2天尽快食用完毕。

## 搭 | 配 | 宜 | 忌

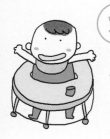

**宜** 空心菜 + 鸡肉
促进维生素C的吸收

空心菜 + 鸡蛋
促进钙质吸收和牙齿发育

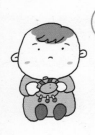

**忌** 空心菜 + 牛奶
会影响钙质吸收

空心菜 + 木耳
过量纤维质容易造成腹泻

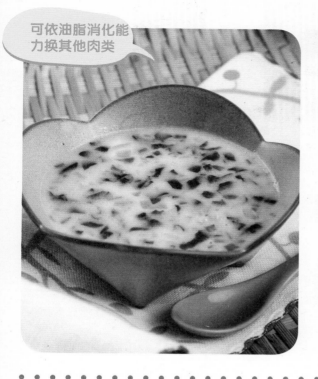

可依油脂消化能力换其他肉类

# 空心菜鸡肉粥

## 材料

空心菜 2 株　　　鸡腿肉 15 克
白饭 50 克　　　　鸡高汤 200 毫升

## 做法

1 空心菜取嫩叶，洗净后切段，茎切末；鸡腿肉切碎备用。

2 将鸡肉和空心菜的茎放入锅中，拌炒至八分熟。

3 加入鸡高汤及白饭，煮沸后转小火煮 10 分钟。

4 最后加入空心菜叶，煮至全熟即可。

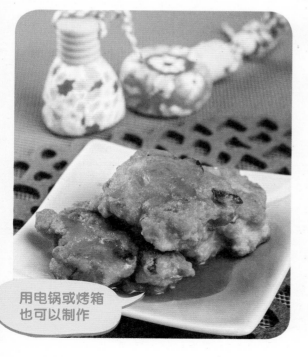

用电锅或烤箱也可以制作

# 空心菜肉饼

## 材料

空心菜 2 株　　　洋葱末 20 克
绞肉 100 克　　　食用油少许

## 做法

1 将空心菜切成碎末，和洋葱末一起拌入绞肉中。

2 等绞肉出现黏性，利用双手轮流抛摔，做成肉饼。

3 起油锅，放入肉饼后利用锅铲轻轻压平，煎熟即完成。

## 缺水型食材：

# 猪瘦肉

猪肉有许多部位可供选择，但为配合宝宝的肠胃消化能力，或怕引发肥胖、腹胀或消化不良等后遗症，猪瘦肉就成为补充蛋白质的上选，但却同时因油脂较少，会造成口感粗糙、不易吞咽，此时仔细选择料理手法就很重要。而在猪肉烹调前，也要注意需用清水冲洗干净，确保煮熟再吃，以免造成细菌感染、肠胃不适。

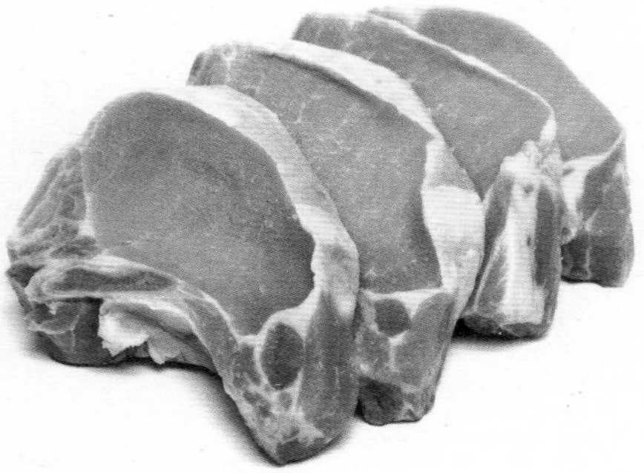

### 主要营养素

**蛋白质、维生素$B_1$、铁质**

猪瘦肉具有丰富的营养，如优良蛋白质、维生素$B_1$及矿物质，并且脂肪含量适当，能均衡营养需求，也是肉类中补铁的好选择。

### 食疗功效

猪瘦肉可以提供生长所需的热量、脂肪酸、血红素及促进铁质吸收，具有养血、改善缺铁性贫血等食疗作用，并且能有效修复组织、加强免疫力、促进血液循环，同时还能保护器官、消除身体疲劳、增强体质。

### 选购保存

新鲜猪瘦肉应该呈暗鲜红色、脂肪洁白，触感紧实有弹性，用手指按压能迅速恢复原状，并且具有鲜肉味及检验合格章，无黏液、汁液或腥臭味。而买回家的猪瘦肉应先用水洗净，接着分割成小块，依每次用量装入保鲜袋，再放入冰箱冷冻，但也应趁新鲜尽快食用。

### 搭｜配｜宜｜忌

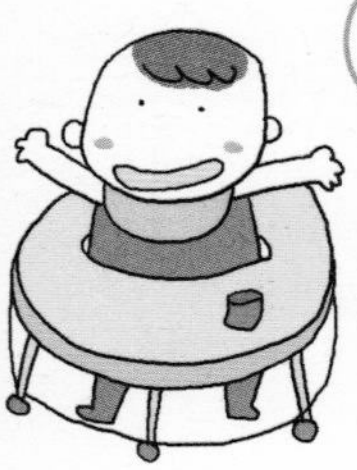

宜

**猪瘦肉 + 白萝卜**
解除腹胀、帮助通便

**猪瘦肉 + 莲藕**
滋阴补血、巩固脾胃

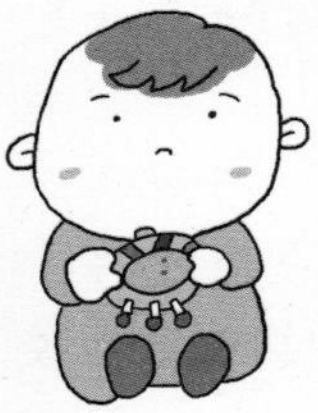

忌

**猪瘦肉 + 杏仁**
容易引起腹痛

**猪瘦肉 + 菱角**
降低营养吸收

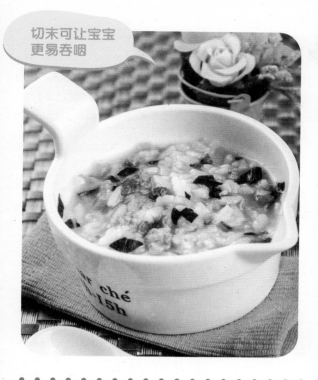

切末可让宝宝
更易吞咽

# 鲜肉油菜饭

## 材料

白饭 30 克     猪瘦肉 20 克
油菜 10 克     高汤 80 毫升

## 做法

1 油菜洗净后，切碎备用。
2 猪瘦肉剔去筋后剁碎备用。
3 汤锅中倒入高汤及白饭，大火煮沸，再放入猪肉末，转小火续煮。
4 待肉末全熟后放入油菜末，煮到汤汁收干即可。

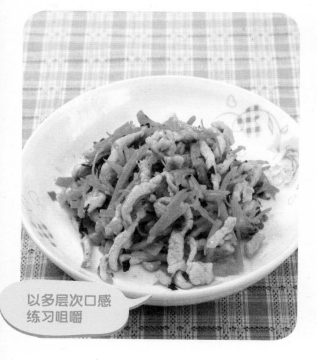

# 胡萝卜炒猪肉

## 材料

猪瘦肉 30 克     胡萝卜 20 克
葱花少许     芝麻油少许

## 做法

1 猪瘦肉切丝，加入芝麻油拌匀。
2 胡萝卜去皮后，再切成和猪肉丝相同大小。
3 热锅炒猪瘦肉，再放入胡萝卜拌炒。
4 半熟时，放入葱花和 50 毫升水，熬煮至全熟即可。

以多层次口感
练习咀嚼

# 土豆

土豆属于淀粉含量高的食材，但因水分含量较低，宝宝大约要过7个月、吞咽能力比较成熟时才能开始尝试；要尝试时也不妨挑选老土豆给宝宝食用，因为老土豆比较容易熟、比较粉，食用起来口感比较好。但值得注意的是，土豆切开后容易氧化变黑，最好尽快吃完，也不要浸泡在水里太久，以免营养素流失。

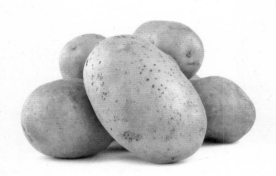

## ➕ 主要营养素

**维生素C、膳食纤维、淀粉**

土豆含有丰富的淀粉、膳食纤维、维生素C、铁、锌、镁和钾，以及人体必需的8种氨基酸，能够满足身体所需的多种营养，被称为"大地的苹果"。

## ❗ 食疗功效

土豆可以辅助治疗消化不良、疲劳等症状，并具有促进肠胃蠕动、帮助通便、增强免疫力、帮助骨骼和牙齿生长等功效，还能缓解负面情绪、促进大脑健康发育，同时对改善宝宝气喘或过敏体质也有一定的功效。

## ➮ 选购保存

土豆应选表皮光滑且大小均匀、芽眼较深的，尤其以圆形的为佳，并且没有发芽、损伤或干枯现象，才是好的土豆。若是没有立刻使用，应储存在低温、无阳光照射的地方；也可以和苹果放一起，抑制土豆芽眼处制造生长素，不需密封，约可保存一周。

# 搭 | 配 | 宜 | 忌

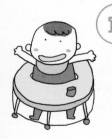

**宜**

**土豆 + 黄瓜**
帮助消化及消暑

**土豆 + 醋**
能分解有毒物质

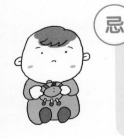

**忌**

**土豆 + 西红柿**
容易导致消化不良

**土豆 + 石榴**
可能引起中毒

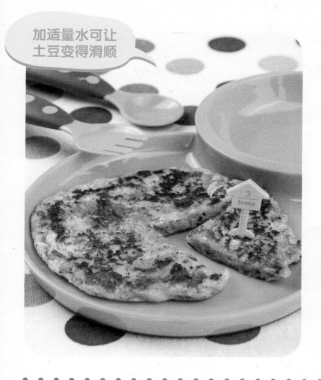

加适量水可让
土豆变得滑顺

# 土豆奶油饼

## 材料

土豆 10 克　　　　西蓝花 15 克
胡萝卜 10 克　　　原味芝士 1/2 片
水淀粉 3 毫升　　　奶粉 30 克
面粉 30 克　　　　食用油少许

## 做法

1 土豆和胡萝卜去皮、蒸熟后捣碎备用。

2 西蓝花焯烫后剁碎；芝士切丁。

3 将上述准备好的食材加入水淀粉、奶
粉和面粉拌匀。

4 锅中放少许油，倒入面糊，用中小火
煎至两面金黄即可。

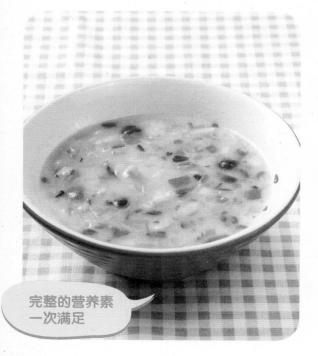

完整的营养素
一次满足

# 土豆香菇稀饭

## 材料

软饭 40 克　　　　香菇 15 克
土豆 20 克　　　　上海青 10 克
蛋黄半个　　　　　牛奶 10 毫升

## 做法

1 将香菇洗净后，切碎备用。

2 土豆煮熟后去皮、磨碎；上海青焯
烫后切成小段。

3 热锅后放入蛋黄、牛奶、香菇末及
上海青熬煮，再放入土豆和软饭，煮沸
即可。

缺水型食材：

# 牛肉

牛肉的瘦肉多、脂肪少，属于高蛋白、低脂肪的优质肉类，对生长发育的宝宝特别有益，不过不宜食用过量，以免营养过剩、影响消化。并要注意纤维组织较粗，结缔组织也较多，切块时应横切将长纤维切断，而不是顺着纤维纹路切，否则会造成嚼不烂的情形；烹调时也应多以炒、焖、煎的方式来保持原有营养素。

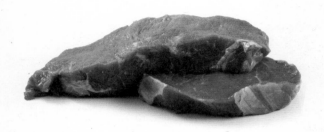

## ⊕ 主要营养素

**维生素B$_6$、氨基酸、铁质**

牛肉含有丰富的蛋白质、铁质、足够的维生素B$_6$及丰富的矿物质，其中的氨基酸组成比起猪肉的更接近人体需要，对生长发育或改善虚弱体质很有帮助。

## ❶ 食疗功效

牛肉可以强健筋骨、补中益气、止渴止涎，对消渴、水肿、面色萎黄等体虚病症具有食疗作用，并且能够强化免疫系统、提升免疫力和预防缺铁性贫血，滋养性也很强，对脾胃虚弱、营养不良的婴幼儿有补益功效。

## ❯❯ 选购保存

选购牛肉时应该选择有光泽、红色均匀、肉质坚韧、脂肪洁白的，并且没有血水渗出、表面湿润不黏手；购买时也要留到最后再选购，以缩短接触常温的时间，才能尽可能保有牛肉的新鲜。回家后用餐巾纸包覆整块牛肉，平放入夹链袋中，就可以冷冻保存3天。

# 搭 | 配 | 宜 | 忌

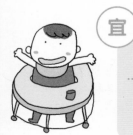

**宜**

**牛肉 + 土豆**
能够保护胃黏膜

**牛肉 + 芋头**
补中益气又通便

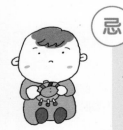

**忌**

**牛肉 + 板栗**
容易造成腹胀、呕吐

**牛肉 + 韭菜**
会引发躁热上火

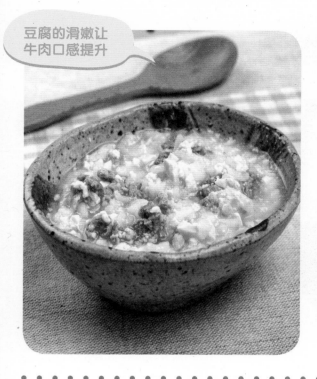

豆腐的滑嫩让
牛肉口感提升

# 豆腐牛肉饭

## 材料

白米饭 20 克　　　豆腐 20 克
碎牛肉 15 克

## 做法

1 豆腐切 0.5 厘米大小的碎块。

2 在锅里放入碎牛肉和适量水一起煮沸，再放入白米饭，用中火熬煮。

3 待米粒膨胀后加入豆腐，用小火边煮边搅拌，煮熟后关火闷 5 分钟即可。

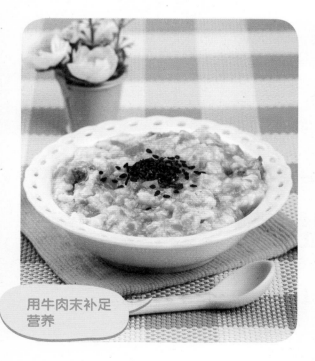

用牛肉末补足
营养

# 牛肉烩饭

## 材料

牛肉末 30 克　　　胡萝卜 10 克
洋葱 20 克　　　　黑芝麻 5 克
白饭 60 克　　　　高汤 200 毫升
食用油适量

## 做法

1 胡萝卜和洋葱分别洗净、去皮，切成小丁备用。

2 锅中注油烧热，放入洋葱丁、牛肉末和胡萝卜丁翻炒；待牛肉末快熟时，加入白饭和高汤一起拌炒。

3 收汁后撒上黑芝麻即可。

# 刺激嗅觉的食材：

# 青椒

拥有霸道气味的青椒是日常生活中经常食用的蔬菜，口感脆嫩，味道清香，做成料理非常爽口，能够改善食物口味、增加食欲；但也有人害怕它的特殊气味，此时不妨先将青椒烤过或焯烫去皮，就可以降低青椒原本带有的呛味，提升接受度。除此之外，肠胃虚弱或咳喘的宝宝也要多加注意，应该慎重计算摄取量。

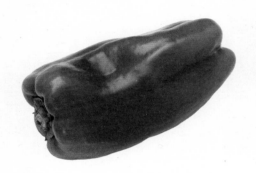

## ➕ 主要营养素

胡萝卜素、铁质及维生素A、维生素C

青椒含有青椒素、胡萝卜素及维生素A、维生素C、维生素K等多种营养成分，有芬芳的辛辣味，营养价值高。尤其维生素C含量为西红柿的3倍，在蔬菜中占首位。

## ❗ 食疗功效

青椒可以增强身体抵抗力、防止中暑、促进复原力、滋养发根和指甲，以及缓解疲劳、帮助造血，并且还能刺激唾液分泌、增进食欲、帮助消化、防止便秘和维生素C缺乏症，对于贫血或牙龈出血也有辅助治疗作用。

## ➡ 选购保存

选购青椒时，并非越大越好，应该挑选外观厚实明亮、果蒂部分未腐坏、外表深绿没有变色，并且没有水伤或褶皱，摸起来不疲软的青椒。买回家后，若暂时吃不完，应擦去表皮的水分，用报纸及塑料袋包好，放入冰箱的蔬菜格里冷藏，约可保存一周。

## 搭｜配｜宜｜忌

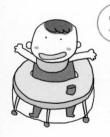

**宜**

**青椒 + 苦瓜**
能抗衰老、润肤明目

**青椒 + 肉片**
促进脂溶性维生素吸收

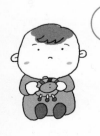

**忌**

**青椒 + 黄瓜**
影响营养成分的吸收

**青椒 + 南瓜**
破坏维生素C

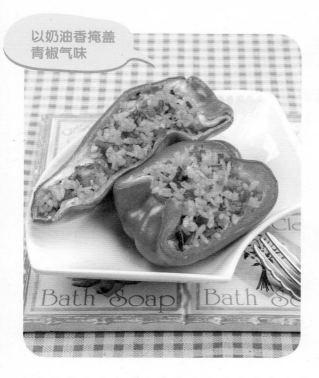

以奶油香掩盖
青椒气味

# 蔬菜炒饭

## 材料

奶油 5 克　　　　熟糙米 60 克
香菇丁 20 克　　　青椒丁 30 克
红椒丁 30 克
蒸熟的青椒、红椒容器各半个

## 做法

1 取平底锅，以小火熔化奶油后，放入香菇丁和青椒丁、红椒丁一起翻炒。
2 待蔬菜丁半熟时，放入熟糙米翻炒几下。
3 炒至香味散出后，将锅中炒饭盛至红椒、青椒容器中即可食用。

# 青椒苹果活力饮

## 材料

西红柿 100 克　　　青椒 40 克
苹果 100 克　　　　蜂蜜适量

## 做法

1 将西红柿、青椒、苹果分别洗净，剔除青椒和苹果的子，再切成片状。
2 接着将所有材料一起放入果汁机中搅匀。
3 用细筛仔细过滤后，加入适量的蜂蜜拌匀即可。

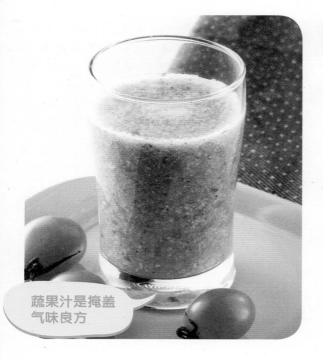

蔬果汁是掩盖
气味良方

# 韭菜

夏季热时不宜多食纤维老化的夏韭，而应该选择细嫩的春韭，并且必须用于炒物或汤类中人体才能有效摄取其维生素；如果在意其独特的呛味，也可以先焯烫后再使用，但应在短时间内完成料理，以免影响色香味。值得注意的是，温中开胃的韭菜在叶面上很容易残留农药，吃之前可以用洗米水或淡盐水浸泡，去除农药残留。

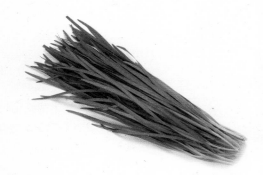

## ⊕ 主要营养素

**膳食纤维、胡萝卜素、叶酸**

韭菜富含膳食纤维、蛋白质、叶酸及维生素C和锌、钙、磷等矿物质，更含有仅次于胡萝卜含量的胡萝卜素，是优越且具全面营养素的排毒蔬菜。

## ❗ 食疗功效

韭菜能够帮助排毒和肠胃消化，防止便秘，并具有调理肝气、杀菌消炎、提振食欲、改善贫血、促进血液循环、散瘀解毒、改善身体虚寒的功效，同时还能纾解压力、明目润肺，且能够降低伤风感冒等疾病的发生概率。

## ≫ 选购保存

在韭菜挑选时，应知道叶子挺直、颜色翠绿、茎部较细，并且切口平整、保水度佳，没有压伤或枯萎现象的才是上选。如果买回的韭菜不立刻食用，为了避免其特殊气味影响冰箱里其他食物，应该将其用密封袋封好后再放入冷藏室，并尽量在3到5日食用完毕。

## 搭 | 配 | 宜 | 忌

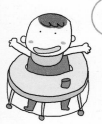

**宜**

**韭菜 + 猪肉**
促进维生素B$_1$吸收

**韭菜 + 蘑菇**
增强人体免疫力

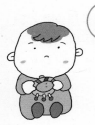

**忌**

**韭菜 + 蜂蜜**
容易导致腹泻

**韭菜 + 苦瓜**
削弱人体对营养素的吸收

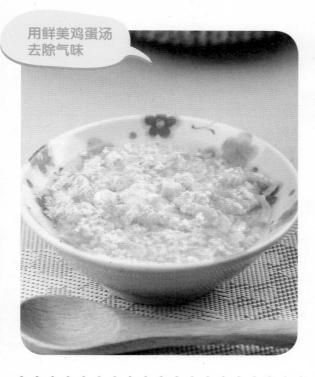

用鲜美鸡蛋汤
去除气味

# 鸡蛋韭菜汤

## 材料

韭菜 10 克　　　　　包菜 30 克
鸡蛋 1 个

## 做法

1 将韭菜洗净后切去头部，取嫩叶切成小段备用；包菜洗净后，去老叶、切丝。

2 取汤锅，放入适量清水与包菜煮滚后，再放入韭菜叶略煮。

3 打入鸡蛋，拌匀即可。

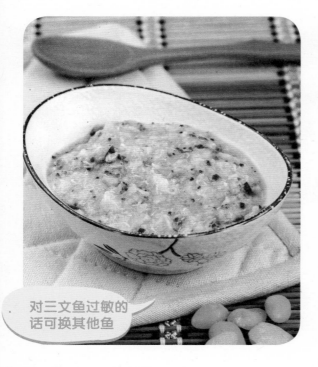

对三文鱼过敏的
话可换其他鱼

# 韭菜三文鱼稀饭

## 材料

白米粥 70 克　　　　三文鱼 15 克
韭菜 1 株　　　　　　西蓝花 1 朵

## 做法

1 三文鱼烫熟后去除鱼皮和鱼刺，捣碎备用。

2 韭菜洗净，取嫩叶切碎；西蓝花洗净，取花蕊切碎备用。

3 加热白米粥，再放入三文鱼、西蓝花和韭菜拌匀，煮熟即可。

Chapter
3

# 精挑细选，
# 为宝宝的成长助力

幼儿餐的生长小魔法！
搭配不同的食材特性，
针对长高、骨骼强壮、
提高注意力、促进脑发育、
健康牙齿、增加食欲，
量身打造宝宝喜欢的美味食谱！

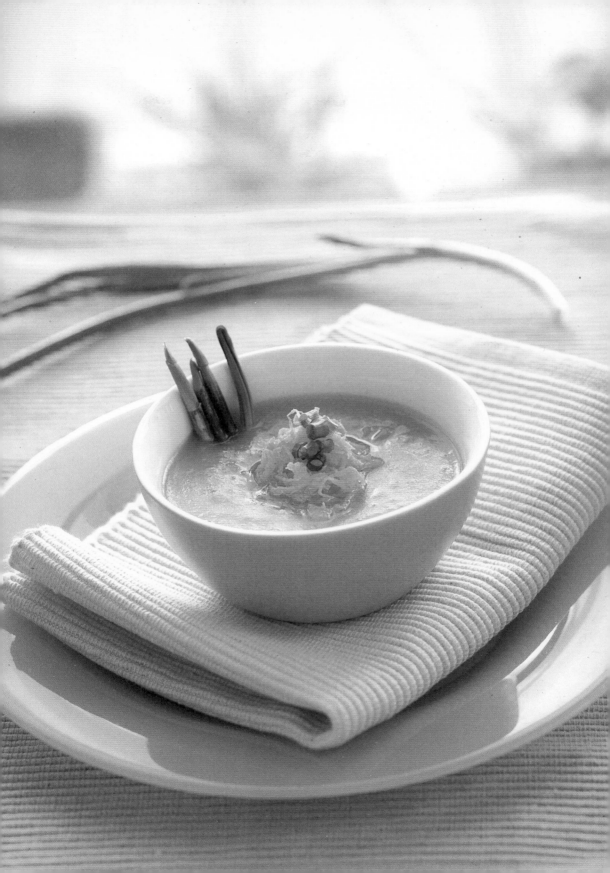

# 增高助长好营养：

## 鳕鱼

鳕鱼是极受欢迎的鱼种之一，肉质白皙细嫩，没有鱼腥味、刺少，并且富含可溶性钙，易被人体吸收，也适合各种料理方式，吃起来多汁爽口，很适合宝宝食用。真正的鳕鱼罕见又昂贵，市场上多将圆鳕、扁鳕或狭鳕包装成鳕鱼出售，但只要为宝宝细心避开俗称"油鱼"的圆鳕，以免造成腹泻，营养价值还是不减分的。

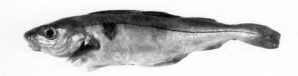

### ⊕ 主要营养素

**DHA、EPA、蛋白质**

鳕鱼除了富含普通鱼油含有的DHA、EPA外，还有人体必需的丰富的蛋白质、维生素A、维生素D、钙、镁、硒等营养素。

### ❶ 食疗功效

鳕鱼具有促进智力发展、防止血液凝结、活血化瘀等功效，能够活化脑细胞、帮助钙质吸收、保护心血管系统、强壮骨骼、缓解疲劳，对宝宝大脑细胞、脑神经传导及身高发育、眼睛和心血管发展也都有显著益处。

### ≫ 选购保存

新鲜鳕鱼以肉色雪白又饱满结实、外缘皮色较白而无血水者为佳，并且要注意观看切断面的颜色，肉质透明且呈现淡粉色才是当天切片的鲜鱼。而如果不是当天食用，可以不必清洗直接冷冻，或清洗后撒盐去腥，再用密封袋包起来后放入冷冻室，可保存2至3周。

## 搭｜配｜宜｜忌

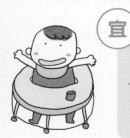

**宜**

**鳕鱼 + 香菇**
提神、补脑健脑

**鳕鱼 + 西蓝花**
防癌抗癌

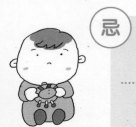

**忌**

**鳕鱼 + 红酒**
增强腥味

**鳕鱼 + 醋**
刺激肠胃

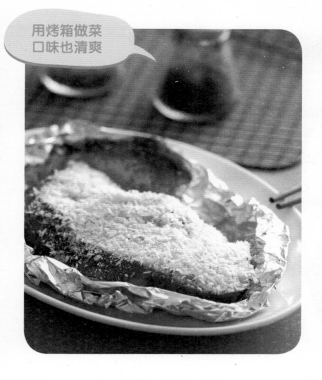

用烤箱做菜口味也清爽

# 烤鳕鱼

## 材料

鳕鱼肉 100 克　　面包粉 20 克
洋葱丁 40 克　　橄榄油及盐适量

## 做法

1 鳕鱼肉退冰后洗净、擦干，抹上薄薄的一层盐，腌渍备用。

2 将洋葱丁炒软并留一点汤汁备用。

3 烤盘铺上锡箔纸，抹上橄榄油后用洋葱丁铺底，再放上鳕鱼肉，以 200℃烤 10 分钟。

4 将鳕鱼肉裹上面包粉后再放进烤箱烤 10 分钟即可。

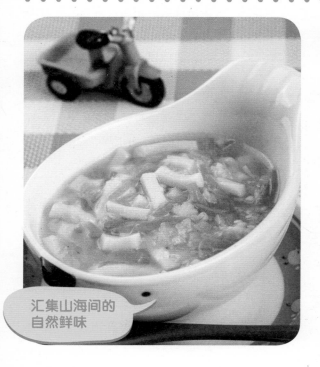

汇集山海间的自然鲜味

# 鳕鱼蔬菜乌龙面

## 材料

鳕鱼肉 30 克　　生乌龙面 40 克
大白菜嫩叶 30 克　胡萝卜 20 克
海带汤 200 毫升

## 做法

1 鳕鱼烫熟后去鱼皮、鱼刺，再捣碎。

2 将大白菜嫩叶和胡萝卜洗净、切丝。

3 乌龙面切小段，用沸水煮熟后捞出沥干。

4 锅中注入海带汤烧开，加入白菜叶、胡萝卜熬煮至熟，再加入鳕鱼肉，熬煮片刻后将其浇在煮熟的乌龙面上即可。

增高助长好营养：

# 紫 菜

紫菜历来被人们视为珍贵海味之一，味道鲜美，食用及药用价值都很高，是一种重要的经济海藻，有"长寿菜"及"营养宝库"的美誉。但紫菜性寒、不易消化，因此要谨慎摄取，不宜过量，并且应该等到宝宝满7个月后再少量尝试，而在宝宝出现体质虚寒、甲状腺功能异常或肠胃消化不良的情况时也要避免食用。

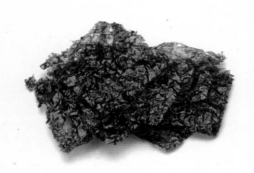

## ➕ 主要营养素

### 碘、钙、蛋白质

紫菜中富含胡萝卜素、B族维生素、维生素C、牛磺酸、胆碱、多糖等多种营养成分，并且蛋白质、铁、碘、磷、钙、维生素$B_2$含量比很多蔬菜都高出许多。

## ❗ 食疗功效

紫菜具有改善缺碘性甲状腺肿大及贫血症状的功效，还能预防夜盲症和便秘、促进肠胃机能，以及消水肿、保护肝脏、增强记忆力、促进骨骼和牙齿生长发育、增强人体免疫力，并且可帮助提高主食中蛋白质的效用。

## ➡ 选购保存

在挑选紫菜时，宜选购色泽紫红、干燥、无泥沙杂质，并且闻起来有紫菜特有的清香、密度紧实者；若紫菜泡水后发现水呈蓝紫色，表示紫菜曾被染色，不宜食用。紫菜极易受潮，打开后应用密封袋装好，置于低温干燥处或放入冰箱保存。

# 搭 | 配 | 宜 | 忌

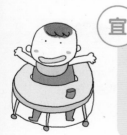

**宜**

### 紫菜 + 萝卜
可清肺热、治咳嗽

### 紫菜 + 鸡蛋
可补充维生素$B_{12}$和钙

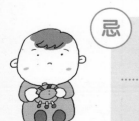

**忌**

### 紫菜 + 虾皮
不利消化

### 紫菜 + 柿子
影响钙吸收

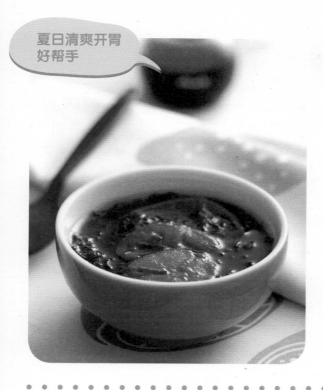

夏日清爽开胃
好帮手

# 紫菜西红柿汤

## 材料

紫菜 1 克　　　　西红柿 20 克
高汤 200 毫升　　盐少许

## 做法

1 将西红柿洗干净，焯烫后去皮、切成小丁；紫菜泡发备用。

2 取汤锅，放入高汤煮滚后，加入西红柿丁一起熬煮。

3 接着放入紫菜，煮开后加入盐调味即可饮用。

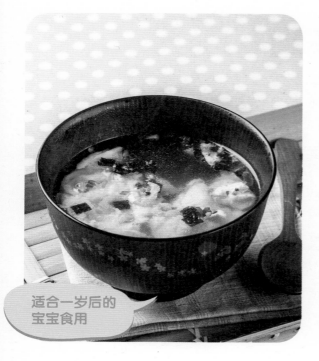

适合一岁后的
宝宝食用

# 紫菜蛋花汤

## 材料

紫菜 25 克　　　鸡蛋 1 个
虾米 5 克　　　　盐少许
葱花少许

## 做法

1 将紫菜洗净，撕碎后放入碗中，加入虾米；另取碗打入鸡蛋，搅匀。

2 锅中注入适量水煮开，再加入搅拌均匀的蛋液。

3 待蛋花浮起时，加入盐与葱花，搅拌均匀，再将汤倒入紫菜碗中即可。

增高助长好营养：

# 小鲲鱼

鲲鱼是遍布地中海地区的群聚鱼种，也是钙含量最高的鱼种之一，营养价值极高，含汞量则比大型鱼少，而且能够应用的菜肴很多，比如熬煮汤头或磨碎来做烹饪中提味的素材，并且可以连骨带肉食用，一次就可补充丰富蛋白质及钙，非常适合发育中的宝宝食用。但因鱼体小，在选购时应该确定选购的是鲲鱼，而非鱼苗。

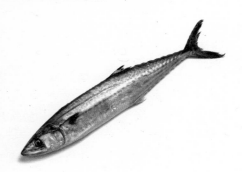

## ⊕ 主要营养素

**蛋白质、不饱和脂肪酸、钙**

鲲鱼含有丰富的蛋白质、烟酸、维生素A、维生素D与硒、钙、磷、镁、锌等微量矿物质，还有人体所需的16种氨基酸，以及相当有益的不饱和脂肪酸。

## ❗ 食疗功效

鲲鱼具有预防心血管疾病、提升免疫力的功效，并且能够增进宝宝牙齿、骨骼及皮肤黏膜的生长发育，同时提高脑细胞活力、维护视力健康、恢复疲劳，还能有效减轻过敏与体内的发炎症状。

## ≫ 选购保存

在选购鲲鱼时，应以鱼身干爽、颜色自然略带银灰、色泽明亮者为佳，并以是否眼珠明亮清澈、黑白分明、不腥臭、鱼体饱满有弹性来判断新鲜与否。购买的分量应以当天食用完毕为宜，若无法一次吃完，则要立刻分装成每次食用的分量，装在密闭容器中冷冻保存。

## 搭 | 配 | 宜 | 忌

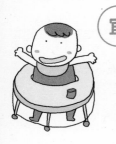

宜

**鲲鱼 + 核桃**
补充蛋白质

**鲲鱼 + 芦笋**
促进钙吸收

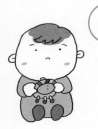

忌

**鲲鱼 + 培根**
容易形成致癌物

**鲲鱼 + 火腿**
破坏营养素

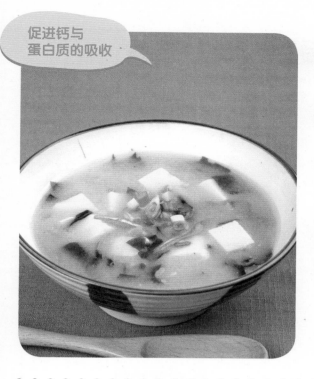

促进钙与
蛋白质的吸收

# 小鲲鱼豆腐味噌汤

## 材料

豆腐 30 克　　　　小鲲鱼 10 克
葱花 2 克　　　　味噌 2 克
海带汤 200 毫升

## 做法

1 豆腐切小丁，小鲲鱼切碎备用。

2 取汤锅，放入海带汤和味噌煮至沸腾，接着放入小鲲鱼一起熬煮15分钟。

3 放入豆腐和葱花，煮沸即可。

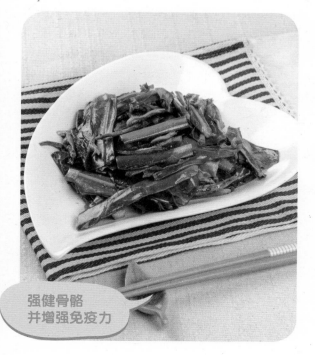

强健骨骼
并增强免疫力

# 山苏炒小鲲鱼

## 材料

山苏 80 克　　　　小鲲鱼 15 克
橄榄油 5 毫升　　　盐少许

## 做法

1 山苏洗净后，切段备用；小鲲鱼洗净备用。

2 锅中放入橄榄油，将小鲲鱼炒香，接着放入山苏炒至熟透。

3 待食材熟透，加入盐拌炒均匀，即可起锅食用。

## 补血活血好体质：
# 芥蓝菜

叶色翠绿的芥蓝菜全年可见，营养丰富，口感爽脆，带有微苦的特殊风味，并且容易消化、农药少，是温和又健康的菜种，十分适合宝宝或老人食用。但由于菜梗较硬，宝宝尝试时应先撕除菜梗外皮纤维，也要尽量切碎、煮软，帮助宝宝顺利咀嚼和吞食；宝宝若有甲状腺功能障碍或肾脏疾病，则要适量摄取。

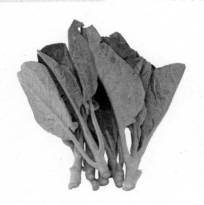

## ➕ 主要营养素

**钙、铁、膳食纤维**

芥蓝菜富含有机碱、膳食纤维、维生素A、维生素C、B族维生素和钙、磷、铁，以及叶绿素、蛋白质、糖类等营养成分，对人体好处多多。

## ❗ 食疗功效

芥蓝菜具有补血顺气、解毒消肿、活血降压、平喘清咽的功效，对咽喉痛、咳嗽气喘及消化性溃疡疼痛有食疗效果，并且可以强壮筋骨、刺激肠胃蠕动、缓解虚火上升、保健眼睛，还能有效消除疲劳、提升食欲。

## ➤ 选购保存

芥蓝菜越嫩越脆，因此以叶片浓绿厚实且外观整齐、切口处鲜嫩且花苞未开者为佳，如果菜心顶部的花盛开，则表示已老化，口感不好。而芥蓝保存不易，容易老化，最好趁新鲜食用，需要保存时就要用牛皮纸包好再冷藏，并在三天内食用完毕。

# 搭｜配｜宜｜忌

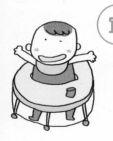

**宜**

**芥蓝菜 + 白菜**
抗癌防癌、促进代谢

**芥蓝菜 + 鸡肉**
益气健脾

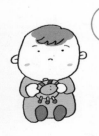

**忌**

**芥蓝菜 + 可乐**
阻碍钙吸收

**芥蓝菜 + 牛肝**
破坏维生素C

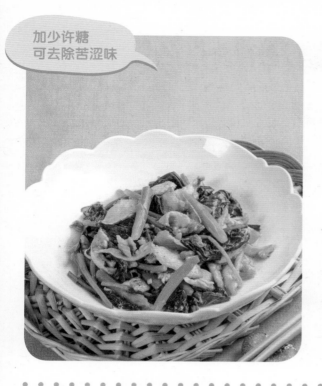

加少许糖
可去除苦涩味

# 芥蓝炒肉片

## 材料

牛肉片 20 克　　　豆腐 50 克
芥蓝菜 30 克　　　洋葱末 20 克
盐适量　　　　　　食用油适量

## 做法

1 牛肉片氽烫后捞出。

2 芥蓝菜洗净，焯烫后切小段；豆腐洗净后切薄片，将双面煎黄。

3 另起油锅，放入牛肉片和洋葱末爆炒，再加入豆腐、芥蓝菜，炒熟后加盐调味即可。

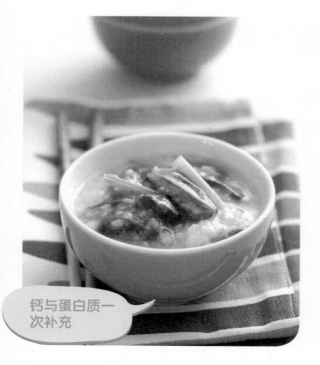

钙与蛋白质一
次补充

# 芥蓝鸡肉粥

## 材料

软饭 40 克　　　鸡肉 30 克
洋菇 10 克　　　芥蓝菜 30 克
鸡高汤 100 毫升

## 做法

1 鸡肉和洋菇、芥蓝各自氽烫后，均切成适口大小。

2 热锅后放入鸡肉翻炒，接着放入洋菇再略炒一下；待鸡肉八分熟时，倒入鸡高汤和软饭一起熬煮。

3 放入烫好的芥蓝菜煮熟即可。

骨骼强壮身体棒：

# 海带

海带晒干后可做多种应用，常用于中国菜、日本料理和韩式料理中，营养丰富，素有"长寿菜""海上之蔬""含碘冠军"的美誉，含有多种矿物质和膳食纤维，对宝宝有重要的保健作用。值得注意的是，海带性偏寒且含碘量丰富，有体质虚寒、肠胃不适或患甲状腺功能亢进病症的宝宝，要特别注意摄取量。

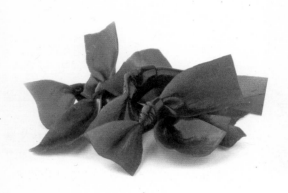

## ➕ 主要营养素

**镁、碘、维生素E**

海带含有丰富的镁、碘、钙、锌、硒、铁等矿物质，还含有B族维生素、甘露醇、藻胶酸、蛋白质、海藻酸、Ω-3不饱和脂肪酸及膳食纤维等营养素。

## ❗ 食疗功效

海带能巩固骨骼和牙齿的健康，还能维护中枢神经系统、增强免疫力、清热排毒、利尿消肿、维持甲状腺正常运作，并且有提升注意力、稳定情绪、修复肠道黏膜，以及预防肥胖症和夜盲症的作用。

## ❯❯ 选购保存

挑选海带应选购质地厚实、形状宽长、表面干燥、颜色为褐绿或土黄色、海味浓厚、边缘无碎裂或黄化现象，并且手感较硬、有韧性的。买回来后如果要保存，则必须将海带放进密封袋封好，再放进冰箱冷冻，建议要在短时间内吃完，以免发生变质。

## 搭 | 配 | 宜 | 忌

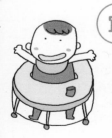

（宜）

**海带 + 冬瓜**
可降血压、降血脂

**海带 + 紫菜**
可治水肿、贫血

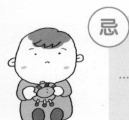

（忌）

**海带 + 猪血**
易引起便秘

**海带 + 火腿**
易引起消化不良

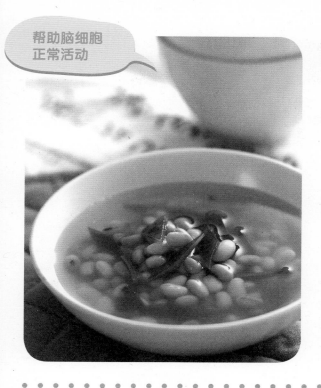

# 黄豆海带汤

## 材料

海带 25 克 　　　　黄豆 50 克
盐适量

## 做法

1 将黄豆洗净后，放入水中浸泡 3 个小时备用。

2 海带洗净，用清水浸泡 20 分钟后沥干，切成小段。

3 锅中注入适量清水烧开，放入黄豆和海带，转大火再次烧开。

4 转小火煮至熟透后加入盐调味即可。

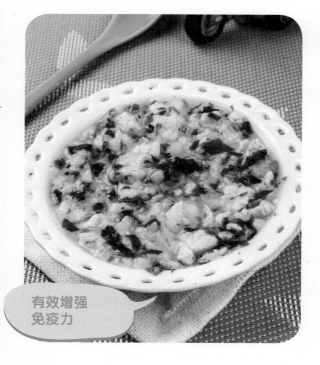

# 海带鸡肉粥

## 材料

白米粥 60 克 　　　　鸡胸肉 20 克
干海带 20 克 　　　　盐适量

## 做法

1 干海带泡入清水中半个小时，泡发后洗净、沥干，切碎备用。

2 鸡胸肉放入沸水锅中煮熟后，捞出剁碎。

3 取汤锅，放入白米粥煮沸，再加入海带、鸡肉，以及适量盐调味。

4 转小火熬煮到熟透即可食用。

骨骼强壮身体棒：

# 杏仁

杏仁的历史悠久，可分为北杏及南杏。北杏味苦，有微毒，不可生吃，药效较强，一般用来入药；市面上常见的就是味道甘甜的南杏，无毒且可药食兼用，常用来作为甜点的原料，可作为零食，也适合磨碎或磨成粉入菜。但由于杏仁稍微带有药性，宝宝在平时摄取时就应该注意不要过量，腹泻时则要避免食用。

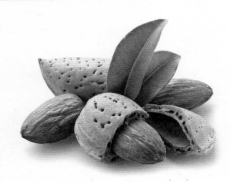

## ➕ 主要营养素

**钙、锌、亚麻油酸**

杏仁中含有蛋白质、脂肪、胡萝卜素、B族维生素、维生素C、维生素E、苦杏仁苷和钙、铁、锌、锰等矿物质，以及人体必需的亚麻油酸。

## ❶ 食疗功效

杏仁具有润肺生津、止咳祛痰、润肠通便的功效，对干咳无痰、肺虚久咳的症状有辅助缓解作用，并且能够保护心脏、预防肿瘤、帮助排毒、改善睡眠问题、促进骨骼发育、预防便秘，还可以强健大脑。

## 搭 | 配 | 宜 | 忌

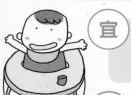

**宜** 杏仁 + 牛奶
补充钙质

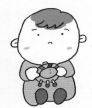

**忌** 杏仁 + 小米
引起腹泻、呕吐

杏仁 + 菱角
降低蛋白质吸收率

杏仁 + 猪肉
易引起腹痛

## ❯❯ 选购保存

挑选杏仁时，应该以颗粒均匀、饱满肥厚、触感坚硬者为佳；而市售的杏仁粉多以甜杏仁为主，购买时要特别注意其纯度，避免购买香气太强烈的产品，颗粒粗且有油脂的杏仁粉才是佳选。杏仁最怕受潮，开封后应该放进密封罐里再冷藏。

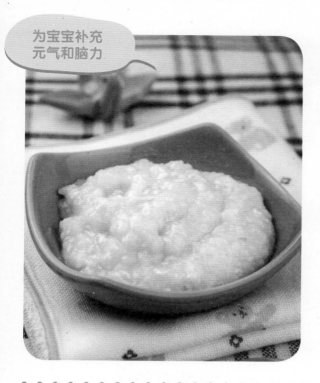

为宝宝补充
元气和脑力

# 杏仁豆腐糯米粥

## 材料

糯米粉 20 克　　　嫩豆腐 20 克
杏仁粉 30 克

## 做法

1 将糯米粉过筛，嫩豆腐用开水清洗后捣碎备用。

2 取汤锅，放进嫩豆腐、糯米粉和 100 毫升清水，用小火边煮边搅拌。

3 煮到粥水变得浓稠时，再加入杏仁粉拌匀即可。

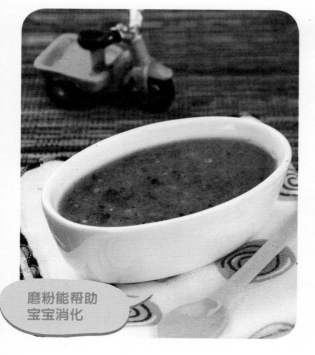

磨粉能帮助
宝宝消化

# 糙米黑豆杏仁稀粥

## 材料

白米粥 100 克　　　紫米 15 克
糙米 15 克　　　　　杏仁粉 15 克
黑豆粉 15 克

## 做法

1 将糙米和紫米事先放入水中浸泡 4 个小时，备用。

2 将泡好的糙米和紫米绞碎，和白米粥及适量清水一起熬煮。

3 再把黑豆粉和杏仁粉放入粥里一起熬煮，煮至沸腾即可。

# 骨骼强壮身体棒：
# 胡萝卜

胡萝卜是一种质脆味美、营养丰富的家常蔬菜，可生吃或熟食；除了颜色艳丽，能为料理外观配色加分外，也被认为是维生素和营养物质的一座天然金矿，以其保护视力的功能和排毒效果闻名。值得注意的是，宝宝在腹泻或满10个月前都不宜饮用生冷的胡萝卜汁，为了能够有效吸收胡萝卜中的胡萝卜素，建议用食用油炒食。

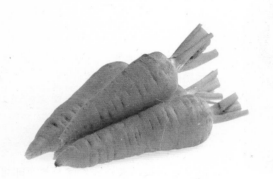

## ➕ 主要营养素

### β-胡萝卜素、膳食纤维

胡萝卜含有丰富的胡萝卜素、膳食纤维及硒，并富含维生素$B_1$、维生素$B_2$、维生素$B_6$、维生素C及草酸等有益人体健康的成分，同时也含有钾、钙、铁、磷等矿物质。

## ❗ 食疗功效

胡萝卜有改善消化系统、清热解毒、润肺止咳等功效，对于肠胃不适、便秘、营养不良等症有食疗作用，还能增强免疫力、促进骨骼生长发育、缓解压力、有效排出体内重金属毒素，并且增进食欲、强化肝脏功能。

## ➠ 选购保存

胡萝卜的挑选要诀是选择表皮光滑无裂缝，形状笔直匀称，内芯面积较小、较细并且须根少的，才能吃到甘甜美味。未处理的胡萝卜要放进冷藏室前，为避免水分流失，最好先包裹一层报纸；切过或烫过的胡萝卜则可用密封袋密封后放进冷冻室保存。

# 搭 | 配 | 宜 | 忌

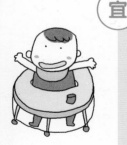

**宜**

**胡萝卜 + 香菜**
能够开胃消食

**胡萝卜 + 蜂蜜**
增加排毒效果

**胡萝卜 + 白米**
改善肠胃功能

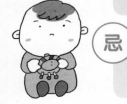

**忌**

**胡萝卜 + 红枣**
降低营养价值

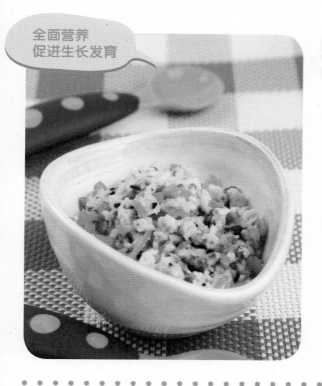

全面营养
促进生长发育

# 宝宝版胡萝卜炒蛋

## 材料

胡萝卜 20 克　　　鸡蛋 1 个
葱花少许　　　　　橄榄油少许
盐少许

## 做法

1 胡萝卜洗净、去皮后，切丁备用；将鸡蛋放在碗中打散。

2 起油锅，放入蛋液煎香成形后，盛出备用。

3 原锅中放入胡萝卜炒熟，再下煎香的鸡蛋翻炒，最后放入盐及葱花即可。

# 蜂蜜胡萝卜汁

## 材料

胡萝卜 100 克　　　蜂蜜适量
鲜榨橙子汁 5 毫升

## 做法

1 胡萝卜洗净后削皮，切成小块。

2 将胡萝卜块放入果汁机中，加入 100 毫升冷开水，打成胡萝卜汁。

3 加入橙子汁和蜂蜜，用果汁机再次打匀即可。

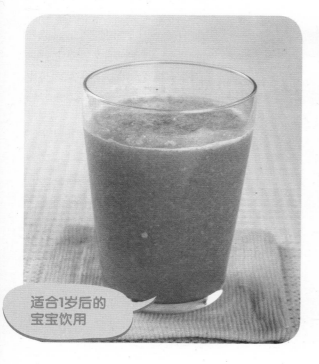

适合1岁后的
宝宝饮用

## 益智健脑好发育：

# 三文鱼

三文鱼营养价值丰富，是常被食用的鱼类之一，多为无性养殖，享有"水中珍品"美誉；而且肉质细嫩鲜美、鱼刺较少，既可直接生食，又能够用来烹制各式菜肴，是很棒的食材，尤其适合成长发育中的宝宝食用。值得注意的是，市面上出售的烟熏三文鱼钠含量较高，不宜让宝宝食用，还是购买新鲜鱼后自行料理比较好。

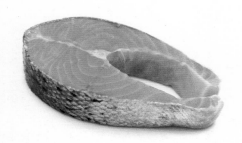

### ➕ 主要营养素

**不饱合脂肪酸、蛋白质、B族维生素**

三文鱼中含有蛋白质、大量不饱和脂肪酸与钙、铁、镁、硒等微量元素，以及类胡萝卜素、B族维生素、维生素E等营养成分。

### ❗ 食疗功效

三文鱼丰富的营养易被人体吸收，能够减轻疲劳感、舒缓情绪，以及增强身体活力、促进钙吸收、修补细胞组织、防治心血管疾病，并且能够促进宝宝脑部、视网膜及神经系统的发育，有效增强脑功能、增强记忆力。

### ➡ 选购保存

挑选三文鱼时，要选肉色略为粉红、鱼眼清澈透亮、肉质结实有弹性并且外表光滑者，若是气味腐臭且鱼肉呈黑红色则应避免购买。购买新鲜三文鱼，并最好当日食用完毕，如果需要储存，则应该分作小块，置入盐水浸泡后沥干，再装进密封袋冷冻，并在2天内吃完。

## 搭 | 配 | 宜 | 忌

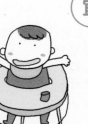

**宜**

**三文鱼 + 柠檬**
补充营养更全面

**三文鱼 + 洋葱**
增加营养的摄取

**三文鱼 + 白萝卜**
可以健脑益智

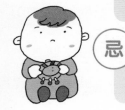

**忌**

**三文鱼 + 黄瓜**
影响蛋白质吸收

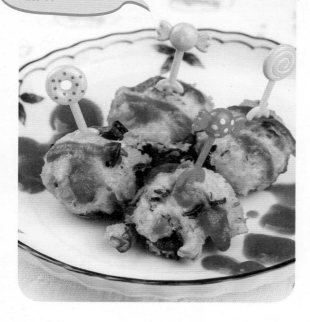

加强营养多元摄取

# 香浓三文鱼蛋饼

## 材料

三文鱼 50 克　　　鸡蛋 1 个
青菜 30 克　　　　面粉 20 克
盐少许　　　　　　食用油适量

## 做法

1 将三文鱼洗净后放入锅里蒸熟，趁热去除鱼皮和鱼刺后压成鱼泥。

2 将鸡蛋、三文鱼肉泥、青菜、面粉和盐拌匀成面糊，备用。

3 热油锅，放入适量面糊，煎至熟透、表面金黄即可。

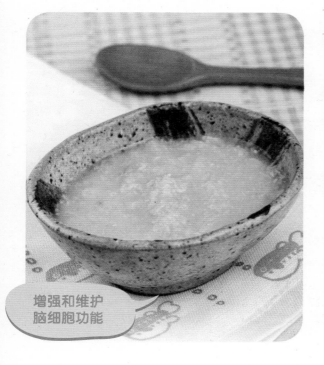

增强和维护脑细胞功能

# 松子三文鱼粥

## 材料

白米粥 100 克　　　三文鱼肉 30 克
松子 15 克　　　　　盐适量

## 做法

1 三文鱼肉用热开水汆烫后，去除鱼皮和鱼刺，再压碎备用。

2 将松子洗净，捣碎备用。

3 加热白米粥，再放进松子和三文鱼均匀搅拌。

4 煮沸后加入盐调味即可。

益智健脑好发育：

# 甜椒

甜椒是辣椒的变种，颜色分别有黄色、红色、紫色及象牙色，营养丰富，拥有比青椒更多的水分及更肥厚的果肉，口感脆嫩多汁、带有甜味，是对身体十分有益的健康蔬果。需要注意的是，甜椒虽然很适合生食，但一岁以下的宝宝还是建议以熟食为宜，虽然烹调会损失一些营养素，但能避免误食虫卵或受到细菌感染。

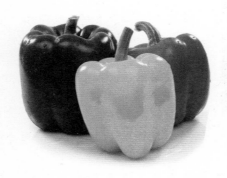

## ⊕ 主要营养素

**维生素A、维生素C、胡萝卜素**

甜椒除了含有蛋白质、膳食纤维及钙、钾、镁、铁和硅等各种矿物质外，也富含胡萝卜素、B族维生素、维生素A、维生素C、烟酸，是十分有益健康的蔬果。

## ❗ 食疗功效

甜椒除了对牙龈出血、免疫力低下和糖尿病有辅助功效，还能增强抵抗力、帮助消化、刺激食欲、消除便秘，及促进钙吸收、强化骨骼、保护心血管，并且能够刺激脑细胞新陈代谢，帮助维持较敏锐的思考能力。

## » 选购保存

挑选甜椒时，要以表皮光滑、蒂头翠绿、身重肉厚、果形完整且饱满、颜色鲜明有光泽，并且没有虫蛀或腐烂、水伤、萎缩的为好。储存时则应该用有孔的塑胶袋或报纸包装好，再放入冰箱保存，但也不宜存放太久，最多保存一周，以免影响品质。

# 搭 | 配 | 宜 | 忌

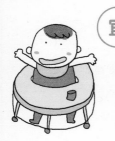

**宜**

**甜椒 + 花菜**
帮助增强抵抗力

**甜椒 + 牛肉**
修补细胞组织

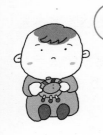

**忌**

**甜椒 + 葵花子**
妨碍维生素E的吸收

**甜椒 + 香菜**
降低营养价值

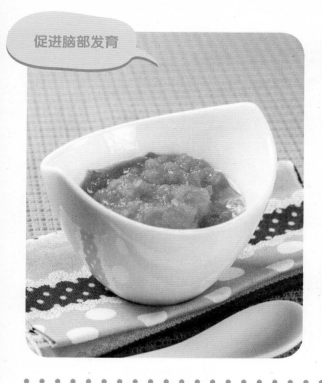

促进脑部发育

# 红椒苹果泥

## 材料

红椒 30 克　　　　苹果 100 克

## 做法

1 红椒洗净、去子、切小块，放入搅拌机内，加入少量水，搅拌成泥。
2 苹果去皮、洗净，磨成泥。
3 煮熟红椒泥，再加入苹果泥搅拌均匀即可。

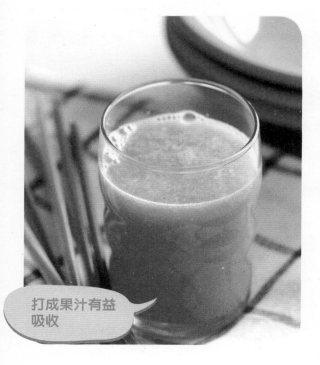

打成果汁有益吸收

# 甜椒百香果汁

## 材料

红甜椒 50 克　　　　黄甜椒 50 克
百香果 1 个

## 做法

1 红甜椒和黄甜椒洗净，用热水汆烫后去皮，切丁备用。
2 百香果洗净、剖开，挖出果肉。
3 将百香果肉和红、黄甜椒丁倒入果汁机中搅打均匀。
4 将果汁过筛即可饮用。

拒绝龋齿牙健康：

# 芹 菜

芹菜是一种常见的蔬菜，具有特殊的强烈香味，食用方式也非常多元，可以生吃、熟食或者做成饮品，且其根、茎、叶和籽都能作为药用，被称为"厨房药物"。因为芹菜富含粗纤维，宝宝应该要满10个月才能食用磨碎的芹菜，并且要注意撕除较粗纤维，以利于宝宝进食；在宝宝脾胃虚寒、腹泻时应避免摄取。

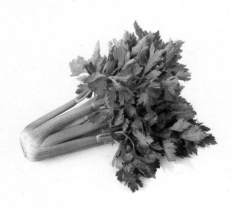

## ➕ 主要营养素

**膳食纤维、铁、钙**

芹菜内含有丰富的蛋白质、膳食纤维、维生素B$_1$、维生素B$_2$、维生素C和维生素D，铁、钙、钾、磷等矿物质含量也多，此外还含有β-胡萝卜素、甘露醇等营养成分。

## ❗ 食疗功效

芹菜具有平肝清热、清肠利便、健脑镇静、利尿消肿的功效，对于头晕、水肿、小便热涩不利、便秘等有辅助治疗作用，此外，还可以有效清除牙齿上的食物残渣，减少蛀牙的可能性。

## ➧ 选购保存

购买芹菜时，茎部短而粗壮、叶子平直、颜色嫩绿，并且茎部容易折断的才是新鲜脆嫩的芹菜。而芹菜的叶绿素容易流失、纤维容易老化，一般建议购买后即食用；但如果需要保存，则不需要去除叶子，直接用纸张包裹后就能放入冰箱保存。

## 搭 | 配 | 宜 | 忌

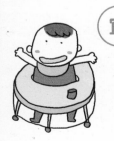

宜 **芹菜 + 西红柿**
降血压、健胃消食

**芹菜 + 牛肉**
可增强免疫力

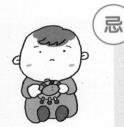

忌 **芹菜 + 菊花**
易引起呕吐

**芹菜 + 南瓜**
易引起腹胀、腹泻

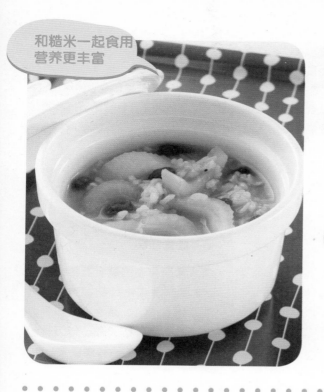

和糙米一起食用
营养更丰富

# 芹菜枸杞粥

## 材料

芹菜 30 克 　　　　枸杞 5 克
糙米 30 克 　　　　白米粥 100 克
盐适量

## 做法

1 糙米事先浸泡 4 小时备用；芹菜洗净，撕去硬纤维、切末；枸杞洗净备用。

2 将糙米绞碎，再和 50 毫升清水、白米粥一起放进锅里熬煮。

3 煮沸后加入芹菜和枸杞，转小火炖 15 分钟，再加盐调味即可。

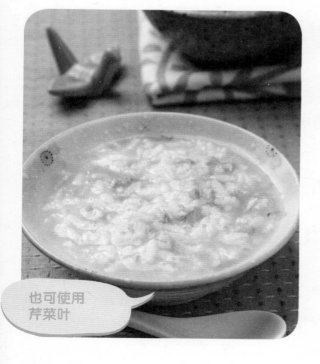

也可使用
芹菜叶

# 芹菜鸡肉粥

## 材料

白米粥 100 克 　　　芹菜 20 克
鸡胸肉 30 克 　　　　盐适量

## 做法

1 鸡胸肉洗净，过水汆烫后切碎备用。

2 芹菜洗净后仔细撕去粗纤维、切碎。

3 取汤锅，先加热白米粥，接着放入鸡肉和芹菜煮熟，再加入盐调味即可。

拒绝龋齿牙健康：

# 洋葱

具有强烈气味的洋葱有"蔬菜皇后"的美称，含有丰富营养而且肉质柔嫩多汁，虽然本身含有大蒜素，生食时味道较刺激，经过加热后却会变得软糯香甜，能够增加食物的可口性，相当适合加在宝宝的食物中来增加风味。但洋葱不宜食用过多，否则容易引起胀气，同时，在宝宝胃部发炎或腹泻时，也应该注意衡量摄取量。

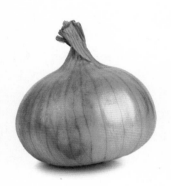

## ⊕ 主要营养素

**硒、膳食纤维**

洋葱含有丰富的膳食纤维、前列腺素A、含硫化合物、黄酮、叶酸、维生素A、维生素C和钾、钙、铁、硒等矿物质，以及能够抗氧化和防癌的硒和槲皮素。

## ❶ 食疗功效

洋葱有温肺化痰、散寒健胃、散瘀解毒、润肠等功效，能够缓解感冒症状、防止便秘，还能保护心脏、强健骨骼、提振食欲、改善眼睛疲劳、缓解压力，并具有相当强的杀菌效果，可以阻止造成蛀牙的变形链球菌增生。

## ≫ 选购保存

选购洋葱时，应挑选球体完整、没有损伤或裂开、表皮干燥紧实且没有萌芽或腐烂者。保存时，放置在阴凉通风处就可保存一周左右；如果已经切开，则需放入密封袋再放进冰箱冷藏，并且要避免和鸡蛋混在一起保存，以免导致鸡蛋变味。

# 搭 | 配 | 宜 | 忌

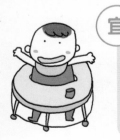

(宜)

**洋葱 + 大蒜**
防癌抗癌、抗菌消炎

**洋葱 + 鸡蛋**
提高维生素C的吸收率

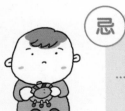

(忌)

**洋葱 + 蜂蜜**
伤害眼睛

**洋葱 + 黄豆**
降低钙的吸收率

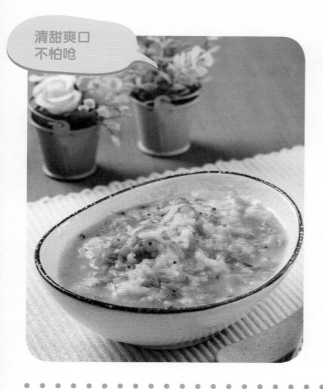

清甜爽口
不怕呛

# 洋葱蔬食粥

## 材料

白米粥 100 克     洋葱 10 克
四季豆 10 克     西蓝花 10 克
胡萝卜 10 克     高汤 50 毫升

## 做法

1 洋葱和四季豆去皮后煮熟、剁碎。

2 西蓝花和胡萝卜分别洗净，胡萝卜去皮后和西蓝花一起剁碎备用。

3 将白米粥和高汤、洋葱、四季豆、西蓝花、胡萝卜一起熬煮至软烂即可。

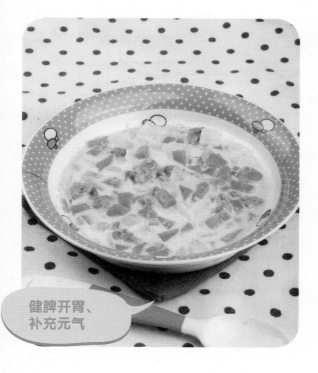

健脾开胃、
补充元气

# 洋葱牛肉汤

## 材料

牛肉片 20 克     胡萝卜 20 克
牛奶 15 毫升     蔬菜高汤 100 毫升
洋葱 20 克     盐少许

## 做法

1 牛肉片烫熟后切小段。

2 胡萝卜和洋葱洗净、去皮，切小丁。

3 锅中放入牛肉片翻炒，再加入胡萝卜、洋葱、蔬菜高汤及牛奶一起熬煮。

4 煮沸后加入盐调味即可。

拒绝龋齿牙健康：

# 香菇

香菇是世界第二大食用菌，蕈伞大又厚，味道鲜美、香气沁人、咬感十足，并且营养丰富，素有"山珍之王"之称，非常受欢迎；而其脱水后就是干香菇，只要用水泡开，香气更甚鲜菇，随时都能入菜，美味又方便，非常适合正在练习咀嚼的宝宝食用。但若是宝宝患有过敏性皮肤瘙痒或消化类疾病，则应该避免食用。

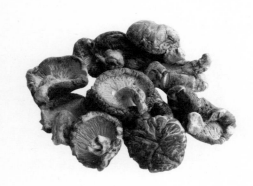

## ➕ 主要营养素

**香菇多糖、膳食纤维、矿物质**

香菇含有丰富的蛋白质、维生素D、B族维生素、烟酸、钙、钾、膳食纤维与腺嘌呤等营养，以及人体所需的9种氨基酸、提高T细胞活力的香菇多糖等。

## ❗ 食疗功效

香菇具有化痰理气、益胃和中的功效，对食欲不振、身体虚弱、便秘、肥胖等症有食疗功效，还能加强免疫系统、促进骨骼和牙齿发育、镇定神经、预防感冒，同时还能抑制牙菌斑形成、防止龋齿，帮助清新口气。

## ➡ 选购保存

挑选香菇时以味道香浓、蕈伞完整且厚实、菇面挺而饱满、菌褶紧实细白、菇柄短且粗壮、没有碰伤或发霉的为佳。而未用完的干香菇应密封放在阴凉通风处储存；新鲜香菇则因为鲜度容易下降，即使密封后再进冰箱冷藏，仍建议在2天内食用完毕。

# 搭 | 配 | 宜 | 忌

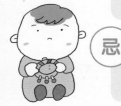

**宜**

**香菇 + 竹笋**
利尿通便、降血脂、降血压

**香菇 + 豆腐**
健脾养胃、增加食欲

**香菇 + 西蓝花**
可滋补元气、润肺、化痰

**忌**

**香菇 + 虾蟹**
易引发痔疮

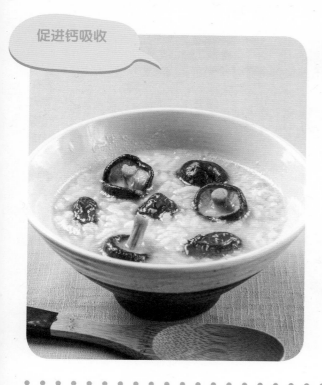

促进钙吸收

# 香菇大枣粥

## 材料

白米 50 克　　　香菇 2 朵
大枣 3 个　　　　鸡肉 30 克
盐适量

## 做法

1 香菇、鸡肉洗净后切丁；再将大枣、白米洗净后，放置一旁备用。

2 将白米、大枣、香菇、鸡肉放入砂锅中，加入盐、适量清水，熬煮至米粒熟烂、食材熟透后，即可起锅食用。

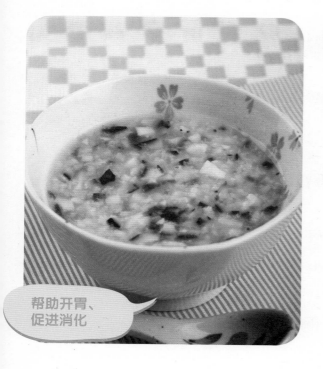

帮助开胃、
促进消化

# 香菇粥

## 材料

白米粥 60 克　　　香菇 2 个

## 做法

1 香菇洗净后去蒂，用开水煮熟，再切碎备用。

2 加热白米粥，加入香菇末，再稍煮片刻即可。

开胃消食吃饭香：

# 山药

口感滑腻的山药是白色食物之一，营养价值相当高，自古以来就被视为物美价廉的补虚佳品，不但可食可入药，并且可口、柔软易消化，不寒不燥、容易吸收，是对人体有许多益处的天然蔬菜，老人小孩皆宜。但山药有收涩的作用，因此宝宝大便燥结或腹痛时，是不宜食用的。

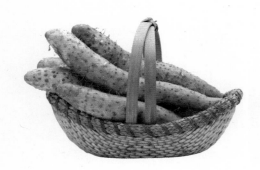

## ➕ 主要营养素

**糖类、蛋白质**

山药含有皂苷、糖类、蛋白质、B族维生素、维生素C、维生素K、钙、钾，以及黏质多糖等营养元素，为滋补及摄取植物性蛋白质的好选择。

## ❗ 食疗功效

山药具有健脾益胃、润补养肺的作用，能够帮助消化、止泻、抗过敏、改善久咳、促进血液循环，还可强身健体、促进排便，并且对于食欲不振、倦怠无力等症状有一定的辅助食疗作用。

## ❯❯ 选购保存

选购山药时，应以表皮光滑洁净、呈土褐色，且形状胖又直、须根少、无畸形或分枝，重量较重，没有裂痕、腐烂和虫害的为佳。尚未切开的山药，可以放在阴凉通风处保存；切开没用完的山药，则可以在切面盖上一块湿布保湿，再放进冰箱冷藏，可保存4到5天。

# 搭｜配｜宜｜忌

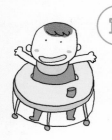

**宜**

山药 + 玉米
增强免疫力

山药 + 莲子
开胃健脾、补肾

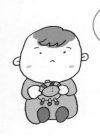

**忌**

山药 + 黄瓜
降低营养价值

山药 + 南瓜
影响维生素C的吸收

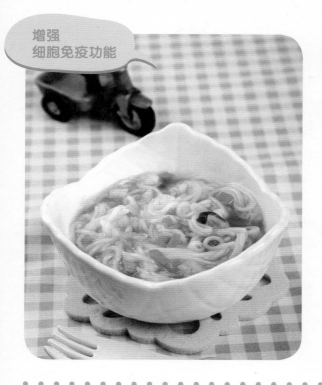

增强
细胞免疫功能

# 山药鸡汤面

## 材料

细面条 50 克　　　山药 30 克
白菜 20 克　　　　胡萝卜 5 克
鸡肉高汤适量

## 做法

1 细面条切成小段；白菜洗净、剁碎备用；山药和胡萝卜洗净、去皮，剁碎。

2 在锅中加入鸡肉高汤煮沸，再加入山药、胡萝卜熬煮片刻。

3 将面条及白菜放入锅中，转小火，焖至烂即可。

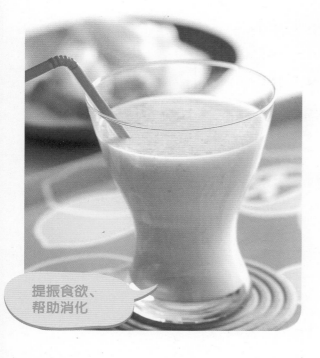

提振食欲、
帮助消化

# 山药莲子米浆

## 材料

白米 30 克　　　　山药 10 克
莲子 10 克

## 做法

1 莲子去心，和白米分别洗净后，放入水中浸泡 2 个小时备用。

2 山药去皮，洗净后切成小块。

3 将白米、山药、莲子放入果汁机中，倒入 200 毫升清水，打成泥状，再加热煮熟即可。

Chapter

4

# 欢庆节日，
# 幼儿餐还可以这样做

面对不同的节日，

宝宝还可以这样吃！

各种普普通通的食材，

经过妈妈的巧手，

变成符合时节的节庆饮食，

让宝宝期待用餐时刻的来临！

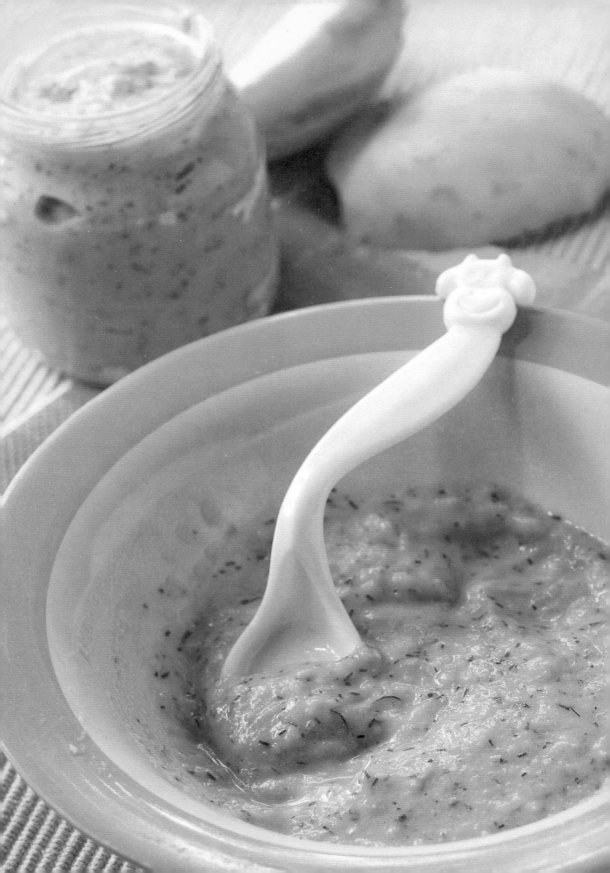

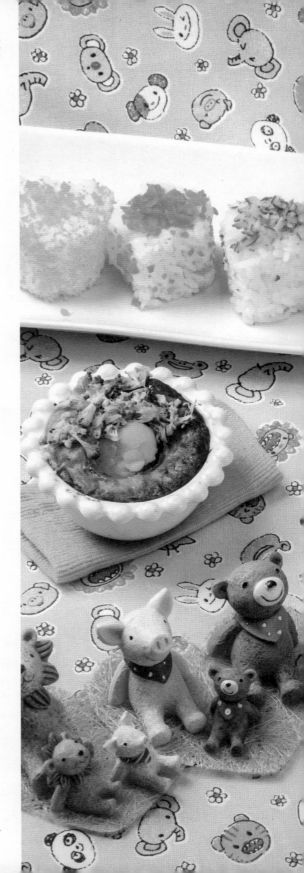

## 让宝宝养成节庆的时间感

# 宝宝喜爱的
# 儿童节菜单

在幼童教育中，时间的认知是一项重要的课题，很多家长反映家中孩子没有时间感及日期感，不知如何导正才好。要让宝宝拥有时间感与日期感，需从日常做起，用餐点跟布置让宝宝知道节庆与日常的不同，宝宝喜欢节庆，自然可以轻松学会辨识日期与时间。

## 食材营养不可少

就算是为宝宝量身打造好吃又好看的儿童节食谱，爸妈也不可以忘了营养均衡的重要。巧妙利用食物原色打造吸引宝宝食欲的美味菜单，并且充分安排各类蔬果与奶、蛋、鱼、肉类搭配出美好组合，为宝宝营造一个美味而欢乐的儿童节气氛餐桌，是父母的必备功课。

## 巧妙利用装饰来吸引宝宝的注意

儿童节可以与宝宝最爱的玩具做连接，若是宝宝有特别喜欢的绘本人物，爸妈不妨在料理方面下点苦心，让宝宝可以把节庆跟开心的感觉做连接，这样一来，不只让宝宝记住了儿童节，也可以训练宝宝的逻辑跟时间感。

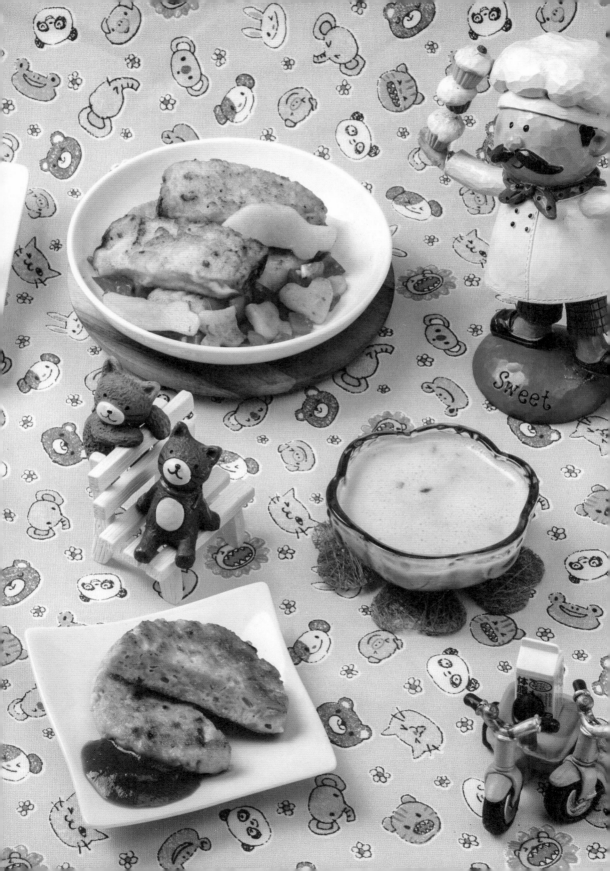

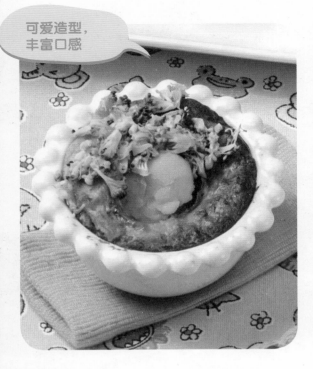

可爱造型，
丰富口感

# 元气太阳焗蔬

## 材料

土豆 30 克          牛奶 20 毫升
鸡蛋 1 个           奶油少许
西蓝花花蕾少许

## 做法

1 土豆煮熟后捣碎，加牛奶搅拌均匀。

2 把拌好的牛奶土豆放入涂奶油的耐热容器中，打入鸡蛋，覆盖锡箔纸。

3 放入烤箱烤 5 至 6 分钟，蛋熟透后撒上西蓝花花蕾即可。

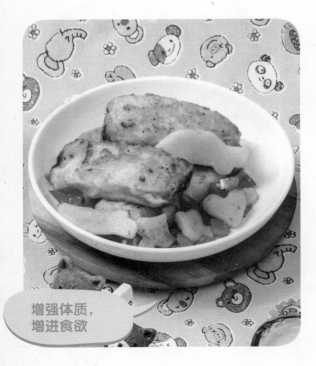

增强体质，
增进食欲

# 汽车苹果鳕鱼片

## 材料

苹果 30 克          鳕鱼 15 克
圣女果 3 颗          面粉少许
食用油少许

## 做法

1 圣女果划上十字刀，焯烫至皮裂开后捞出，去皮、去子后捣碎备用。

2 将苹果切成薄片，用汽车、轮船及飞机模具压出形状。

3 鳕鱼切薄片，沾上面粉后放入沾油的锅中煎出焦色，再加入苹果片略煎，加少量水、圣女果焖半分钟即可。

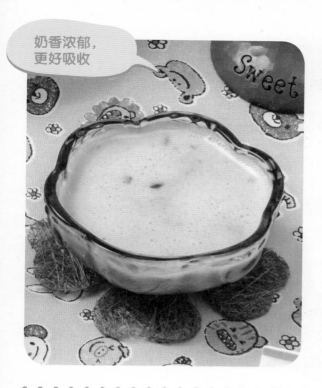

奶香浓郁，
更好吸收

# 樱桃乳酪

## 材料

樱桃 30 克　　　　宝宝乳酪 20 克

## 做法

1 樱桃洗净后，去子、压泥。

2 宝宝乳酪研磨后过滤，加入樱桃泥及 30 毫升开水。

3 搅拌均匀，呈稠状时即可饮用。

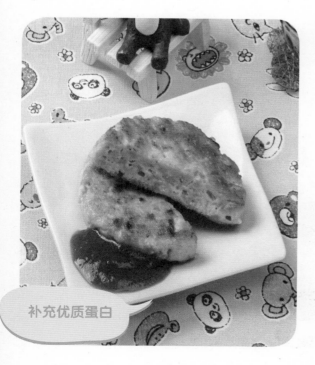

补充优质蛋白

# 鸡肉汉堡排

## 材料

鸡胸绞肉 20 克　　洋葱 10 克
面包粉 20 克　　　蔬菜汤 8 毫升
食用油少量

## 做法

1 鸡胸绞肉加入切碎的洋葱及面包粉搓揉混合，并压成椭圆扁平状。

2 放入烧热油的平底锅中，用中火煎煮，成焦色即翻面。

3 在平底锅中淋上蔬菜汤，将鸡肉饼反复翻面直至熟透即可。

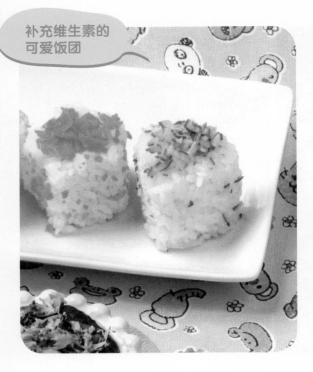

# 可爱蔬菜小饭团

## 材料

软饭 80 克　　小黄瓜 10 克
胡萝卜 10 克　　芝麻油适量
芝麻盐少许

## 做法

1 小黄瓜和胡萝卜焯水后剁碎。
2 软饭加入芝麻油和芝麻盐拌匀，再
和成小饭团。
3 把小饭团分别放入碎小黄瓜和胡萝
卜中滚几下，再放入点心模具中压制，
取出即可。

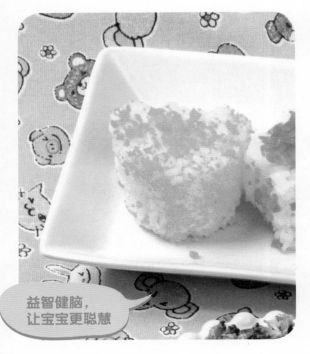

# 可爱小太阳饭团

## 材料

软饭 80 克　　　鸡蛋 1 个
芝麻油适量　　　芝麻盐少许

## 做法

1 鸡蛋煮熟后，把蛋黄磨碎，备用。
2 软饭加入芝麻油和芝麻盐拌匀，再
和成小饭团。
3 把小饭团放入碎蛋黄中滚几下，再
放入点心模具中压制，取出即可。

儿童节
延伸食谱一

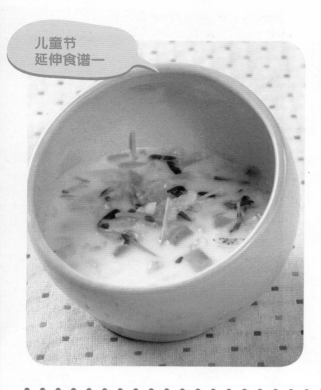

# 牛奶白菜汤

## 材料

大白菜 50 克　　牛奶 50 毫升
豌豆苗 20 克　　胡萝卜 30 克
盐、奶油、白糖各适量

## 做法

1 大白菜、胡萝卜分别洗净，切成小丁；豆苗洗净，切细段。

2 奶油放入热锅中，溶化后加入胡萝卜、大白菜翻炒，再下适量水，盖过食材。

3 等水煮沸后倒入牛奶稍加搅拌，加入豌豆苗及盐、白糖，再次沸腾即可。

# 牛奶土豆泥

## 材料

土豆 80 克　　　牛奶 70 毫升
洋葱丁 40 克　　胡萝卜丁 25 克
鸿喜菇丁 20 克　豌豆苗段 10 克
糖、盐、奶油少许

## 做法

1 土豆洗净、去皮，40 克切成小丁备用；另 40 克放入蒸锅中蒸熟，取出后压泥。

2 将奶油放入锅中溶化，放入洋葱丁、土豆丁、胡萝卜丁、鸿喜菇丁翻炒，最后加入土豆泥拌匀，煮沸后倒入牛奶、豌豆苗段及盐、白糖，再次煮沸即可。

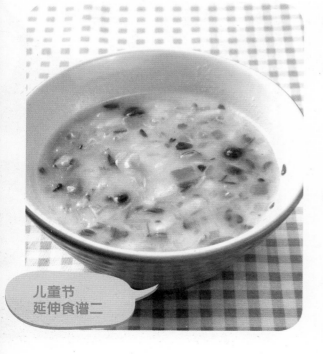

儿童节
延伸食谱二

## 南瓜是餐桌的重点呦

# 大受宝宝欢迎的万圣节菜单

万圣节也是宝宝可以清楚感觉到节庆气氛的日子，爸妈可以利用万圣节常见的图腾元素，将其融合在料理的制作中，让宝宝感受到节庆的氛围。如有条件，爸妈还可以让宝宝加入创作的行列，例如与宝宝一起制做饭团等，都是很棒的延伸。

### 使用当季当地食材

当季当地的食材总是好吃又便宜，爸妈可以多利用。万圣节的代表形象之一是鬼脸南瓜灯，而南瓜则是秋季的美味食材之一，爸妈可以使用南瓜、秋葵、胡萝卜等当季蔬果，为宝宝打造几道好吃又好看的万圣节料理，让宝宝在度过万圣节的同时，也记住蔬果的节气味道。

### 增添可爱元素

万圣节可以联想的图腾很多，爸妈请尽量参考可爱的元素，以免让宝宝感到惊吓，而丧失了对万圣节的期待感。在挑选可爱的万圣节元素时，爸妈可以选用南瓜灯、巫婆帽、小幽灵这种宝宝接受度较高的图案，这样不仅容易得到宝宝的喜欢，在操作上也相对较容易。

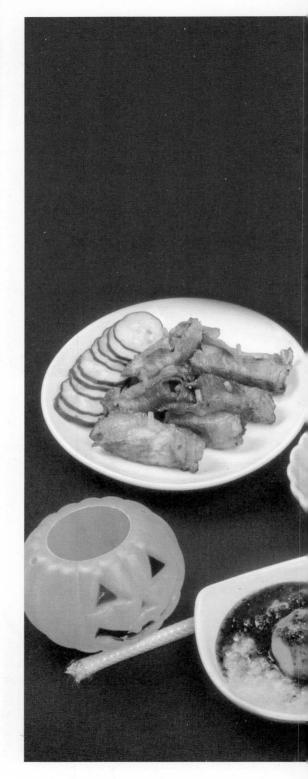

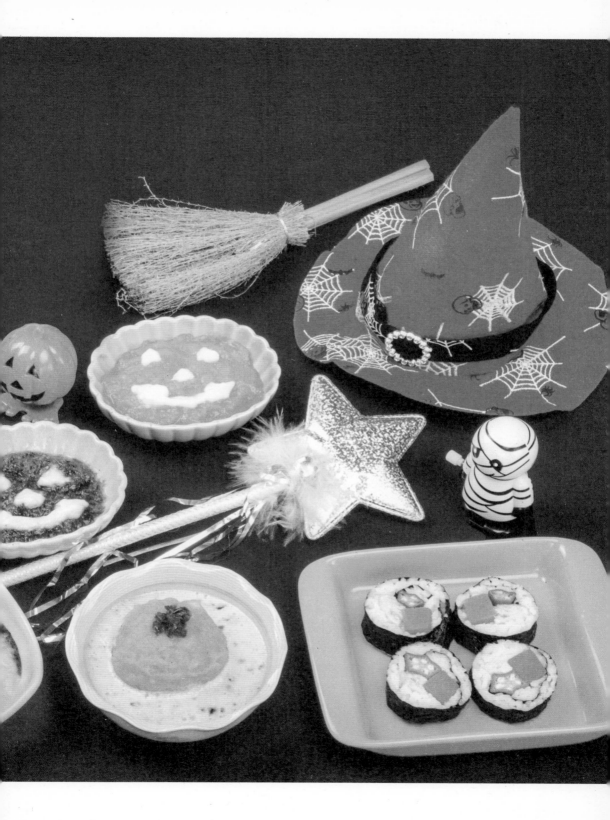

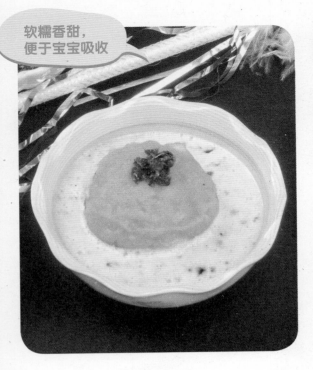

软糯香甜，
便于宝宝吸收

# 南瓜乳酪汤

## 材料

南瓜 10 克　　　　李子 5 克
宝宝乳酪 1 片　　　牛奶 100 毫升

## 做法

1 南瓜去皮、切片，装入耐热容器中，加适量水，放入微波炉加热 5 分钟。

2 将南瓜取出后捣泥、塑形成球，并放在碗中。

3 李子及乳酪磨泥后拌匀成乳酪酱。

4 把牛奶与乳酪酱搅拌均匀后，倒入放置南瓜球的碗中即可。

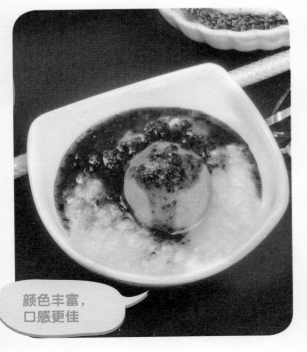

# 红薯双色粥

## 材料

紫米糊 20 克
白米糊 20 克
红薯 5 克

## 做法

1 红薯焯烫、去皮后捣碎成泥，塑成圆球备用。

2 白米糊、紫米糊分别加水熬煮备用。

3 将红薯球放在熬煮好的白米糊里，淋上紫米糊即可。

颜色丰富，
口感更佳

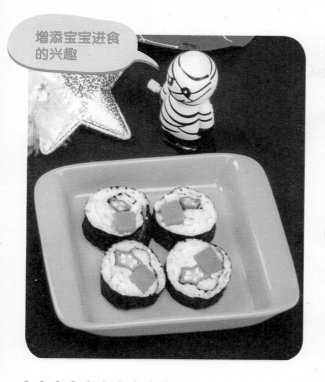

增添宝宝进食的兴趣

# 秋葵饭团

## 材料

软饭 150 克　　　秋葵 20 克
胡萝卜 25 克　　　鸡蛋 1 个
食用油少许　　　海苔适量

## 做法

1 秋葵煮熟后泡水冷却，再放入胡萝卜焯烫后捞起，切条备用。

2 将鸡蛋于容器中拌匀，放入热油锅中煎熟，再卷成长条状。

3 将鸡蛋、胡萝卜、秋葵包在软饭里，再以海苔卷起即可完成。

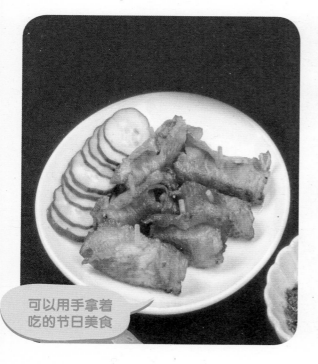

可以用手拿着吃的节日美食

# 红薯培根卷

## 材料

削皮红薯 50 克　　　培根 20 克
生粉少许　　　食用油少许

## 做法

1 削皮红薯切成长条状，再放入沸水锅中焯烫，煮熟后捞起。

2 培根切成一半宽度，卷起煮熟的长条状红薯，撒上生粉，放入热油锅中煎熟即可。

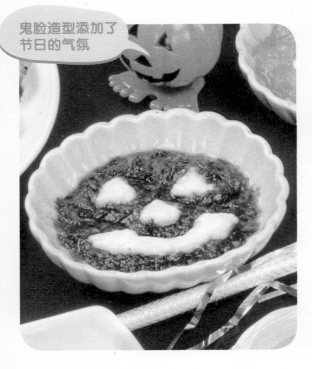

鬼脸造型添加了
节日的气氛

# 可爱鬼脸菠菜泥

## 材料

过滤后的菠菜泥适量
牛奶 100 毫升　　玉米粉少许

## 做法

**1** 将菠菜泥与 50 毫升牛奶、适量水混合熬煮，加入一半玉米粉勾芡。

**2** 把另一半牛奶及玉米粉、适量水混合熬煮片刻。

**3** 把完成的菠菜泥装入容器，再放上牛奶泥，用竹签勾勒出笑脸形状即可。

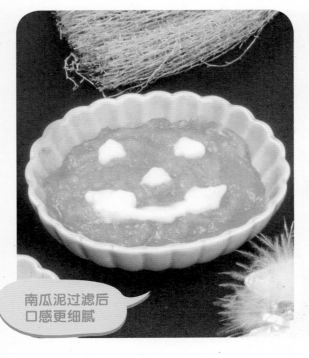

# 可爱鬼脸南瓜泥

## 材料

过滤后的南瓜泥适量
牛奶 100 毫升　　玉米粉少许

## 做法

**1** 将南瓜泥与 50 毫升牛奶、适量水混合熬煮，加入一半玉米粉勾芡。

**2** 把另一半牛奶及玉米粉、适量水混合熬煮片刻。

**3** 把完成的南瓜泥装入容器，再放上牛奶泥，用竹签勾勒出笑脸形状即可。

南瓜泥过滤后
口感更细腻

易于咀嚼和消化

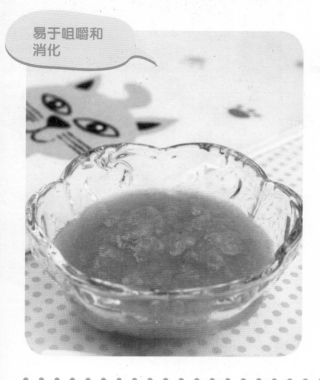

# 木瓜泥

## 材料

木瓜

## 做法

1 将木瓜洗净，去子、去皮后切成小丁。

2 放入碗内，然后用小汤匙压成泥状即可。

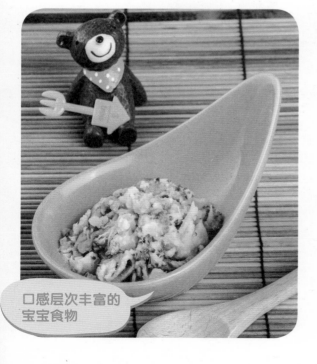

口感层次丰富的宝宝食物

# 西蓝花土豆泥

## 材料

西蓝花 30 克　　　土豆 50 克

猪肉末 10 克　　　胡椒粉适量

食用油适量

## 做法

1 西蓝花洗净，煮熟后切碎；土豆蒸熟后去皮，压成泥。

2 起油锅，放入猪肉末炒熟，再将其与土豆泥、碎西蓝花混合拌匀。

3 加入胡椒粉调味即可。

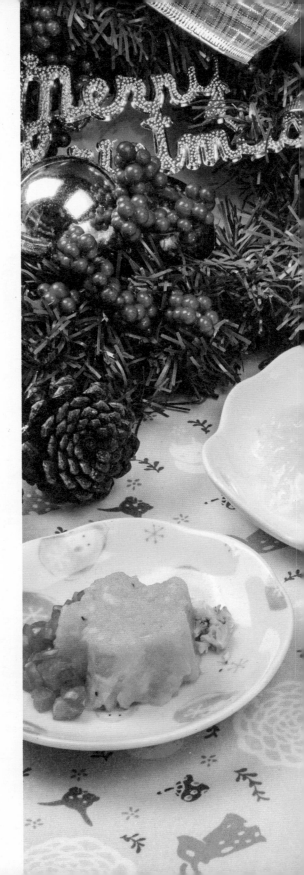

## 浓厚节庆氛围的绿、白、红三原色

# 宝宝期待的
# 圣诞节菜单

◆·◇·◆·◇·◆·◇·◆·◇·◆·◇·◆·◇·◆·◇·◆·◇·◆

"叮叮当！叮叮当！铃声多响亮！"
爸妈可以在餐桌上搭配圣诞歌曲，以
加深宝宝对于节庆氛围的感受力。音
乐与节日做结合，不只可以增加宝宝
对节庆的印象，还可以增加餐桌上的
欢乐程度。

◆·◇·◆·◇·◆·◇·◆·◇·◆·◇·◆·◇·◆·◇·◆·◇·◆

### 利用圣诞节元素设计食谱

提到圣诞节，立刻会想到雪人、星星、
圣诞红等图案，爸妈在为宝宝料理节
庆餐点时，可以利用这几个元素来做
变化，不仅可以引起宝宝的食欲，还
能够让餐桌风景增添一些亮点。

### 全家一起用餐的开心感受

很多家庭没有与宝宝一起用餐的习
惯，其实，培养宝宝定时定点与家人
用餐的习惯非常重要，不仅可以养成
宝宝用餐的好习惯，还可以增进家人
彼此之间的情感，对于增进宝宝的食
欲也有很大的帮助。

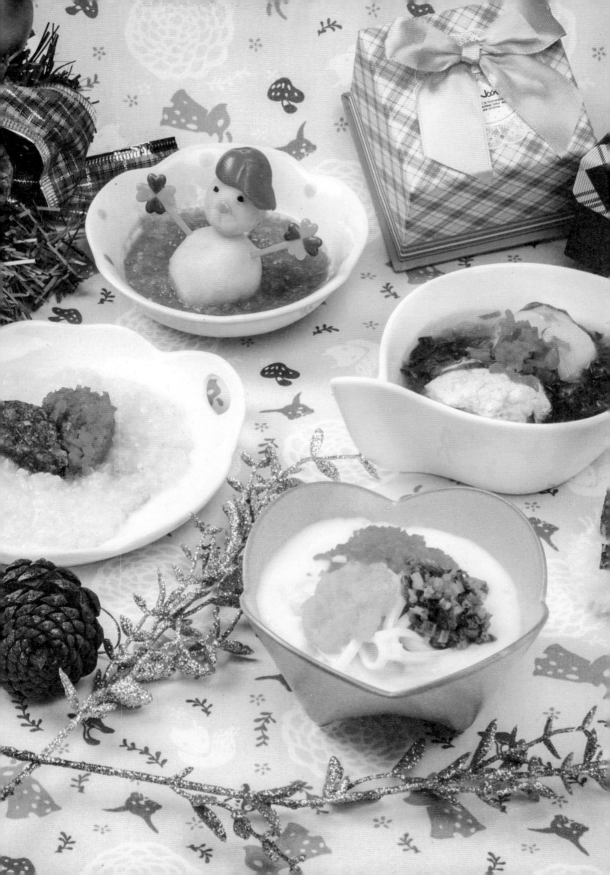

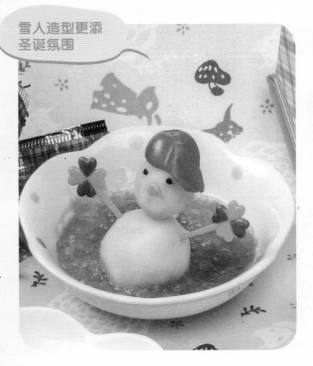

雪人造型更添
圣诞氛围

# 雪人蔬果泥

## 材料

西红柿泥（去皮、去子）10 克
土豆泥 15 克　　　黑芝麻 2 粒
胡萝卜少许　　　　圣女果 1 颗

## 做法

1 将土豆泥在容器中堆叠成立体雪人。
2 把西红柿泥均匀倒在雪人周围。
3 把 2 粒黑芝麻放在雪人眼睛位置上。
4 切一段胡萝卜插在雪人鼻子位置上。
5 将圣女果做成帽子状，放在雪人头的位置上即完成。

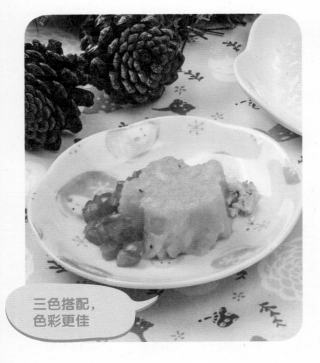

三色搭配，
色彩更佳

# 星星红薯丸

## 材料

红薯 30 克　　　　菠萝 5 克
西蓝花丁 10 克　　山药 5 克
西红柿丁 10 克

## 做法

1 红薯去皮，焯烫后捣碎。
2 菠萝、山药蒸熟后，捣碎混合。
3 将西红柿丁及西蓝花丁放入开水中焯烫后，捞起备用。
4 将做法 2 的食材与碎红薯搓揉成泥，放入星型模具中压制后取出，并将做法 3 的食材均匀淋上即可。

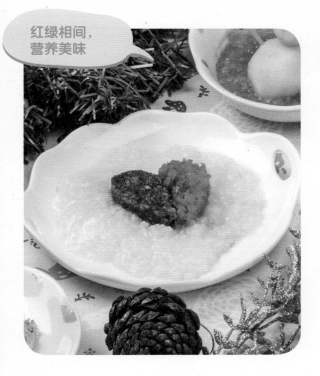

红绿相间，
营养美味

# 圣诞白雪米糊

## 材料

白米糊 30 克　　　菠菜 5 克
胡萝卜 5 克

## 做法

1 将菠菜焯烫后磨泥。
2 将胡萝卜焯烫后切成碎丁。
3 米糊熬煮片刻后，将菠菜泥与胡萝卜丁放进心型模具中压制后取出，铺在白米糊上即可。

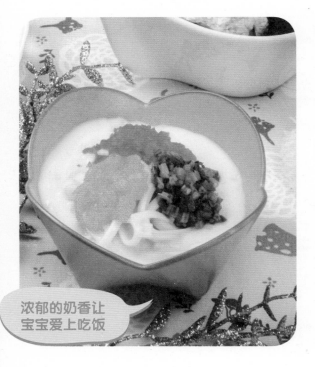

# 三色牛奶汤面

## 材料

白面条 20 克　　　牛奶 50 毫升
黄椒丁 10 克　　　胡萝卜丁 10 克
葱末 10 克

## 做法

1 将白面条切成 5 厘米左右后氽烫，再把黄椒丁、胡萝卜丁及葱末烫煮后沥干水分。

2 牛奶中加入少许水熬煮，再把白面条、黄椒丁、胡萝卜丁放入，最后放入葱末，小火熬煮片刻即可。

浓郁的奶香让
宝宝爱上吃饭

Chapter

5

# 特殊情况，
# 宝宝饮食需精心准备

宝宝生病了，

妈妈心疼之余，

不仅要弄清楚发病原因，

还要为宝宝制作生病饮食，

让关心与爱，

帮助宝宝早日恢复健康！

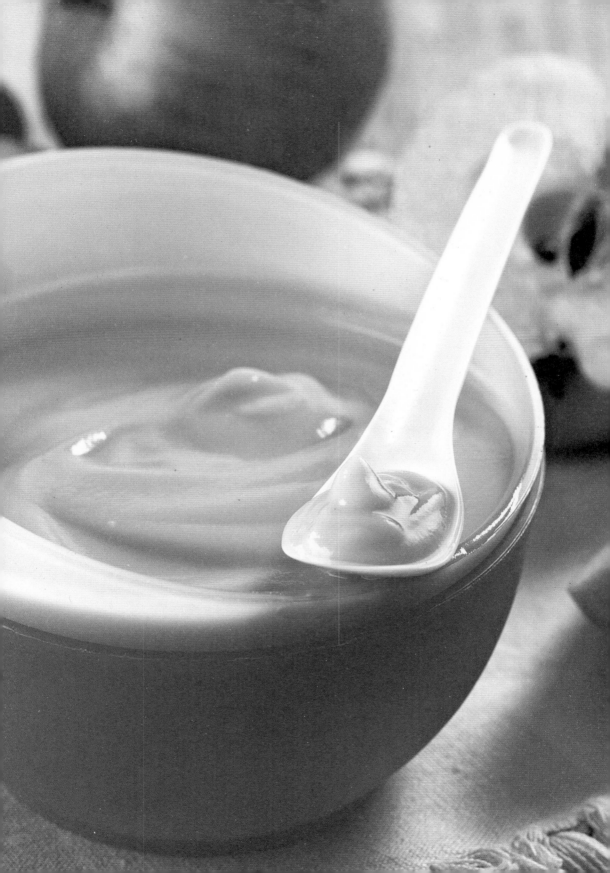

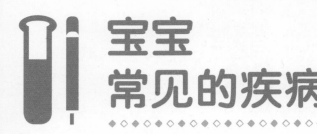

# 宝宝常见的疾病

新生儿黄疸、手足痉挛、低血糖症、先天性喉喘鸣及先天性胆道闭锁症

## 新生儿黄疸原因和症状

出生1周左右，宝宝的皮肤和白眼珠部分呈黄褐色的症状就是新生儿黄疸。皮肤和眼睛在胆红素的色素作用下变黄色。即使是健康的新生儿，也容易罹患黄疸。正常婴儿罹患的黄疸称作"生理性黄疸"，一般会在出生后3～5天发生，过7～10天消失。

引起黄疸的胆红素大多来自血液的红细胞，新生儿因为红细胞容易破裂，所以会生成大量的胆红素，这些胆红素应由肝脏清除。然而新生儿肝功能尚未成熟，因此，即使身体健康也容易患黄疸。不过，有些黄疸却可能是由败血症、肝炎、内出血等引起，因此需要仔细地检查。

## 新生儿黄疸治疗方法

母乳喂养的宝宝如果罹患黄疸，症状有时会持续10天以上，这时应当在接下来的1～2天里中止哺乳，观察黄疸是否是由母乳引起。如果停止喂奶后，黄疸痊愈，就表示是母乳黄疸。因为喂母乳期间，宝宝肝脏中能够去除胆红素的脂肪酸成分会增加。母乳黄疸不是由母乳不良所致，所以婴儿痊愈后仍须继续哺乳。

新生儿罹患黄疸后，并不是都能够自行痊愈。如果黄疸是在出生后24小时之内出现，或持续10天以上，黄疸数值超过14毫克/分升，则有可能是疾病性黄疸。这时需要带宝宝到小儿科检查，确认原因和程度，并立即采取救治措施。治疗黄疸的方法有药物治疗、强烈的荧光治疗、光线治疗、交换输血等。

## 手足痉挛原因和症状

早产儿或者妈妈患有糖尿病的新生儿最容易发生手足痉挛，有一部分吃奶粉的婴儿可能会在出生7～10天发生痉挛。当肠胃出现吸收障碍，导致钙和磷的吸收率降低时，也容易发生痉挛。这种痉挛表现于全身，手腕和大拇指向内侧弯曲，脚掌呈杯状，脚趾难以伸直，吸气时发出像公鸡鸣叫的声音，还容易导致窒息。

## 手足痉挛治疗方法

手足痉挛是副甲状腺功能不全所致，只要给宝宝喂添加钙的特殊调制乳粉，经过 2 ~ 3 周即可治愈。手足痉挛与缺钙有关，因此需要补充钙质，但这时可能会影响心脏功能，所以必须经常进行听诊和心电图检查。

## 低血糖症原因和症状

早产儿或低体重儿会因为缺乏储藏的肝糖元而出现低血糖症状。另外，当妈妈患有糖尿病时，宝宝血液中含有分解糖分的胰岛素分泌较多，进而导致血糖降低。症状是脸色苍白，经常将吃进去的食物呕吐出来，严重时身体颤抖、呼吸困难、皮肤苍白、全身痉挛。

## 低血糖症治疗方法

血液内的葡萄糖含量少，脑功能容易产生障碍，进而导致疾病。这时，应当详细地记录宝宝的症状，然后带宝宝到医院检查，做出准确的诊断。

## 先天性喉喘鸣原因和症状

先天性喉喘鸣是新生儿常患的疾病，因声带过分松弛、会厌部柔弱或气管狭窄而引起。吸气时能听到喉鸣和"嘎嘎"的声音，有时会出现严重的呼吸困难。

## 先天性喉喘鸣治疗方法

新生儿很容易罹患此种疾病，不过大部分能痊愈，所以不必采取专门措施。一旦诊断为先天性喉喘鸣，就要持续地观察宝宝的状态。宝宝俯卧时，呼吸会变得容易，"嘎嘎"的声音也减轻。不过为了安全起见，还是应当接受专业医生的检查，确认是否有其他疾病。

## 先天性胆管闭锁症原因和症状

先天性胆管闭锁症是指因为没有形成胆管，胆汁无法排到肠道而处于停滞状态，继而对肝脏造成损伤。它会使黄疸症状持续，大便呈白色，发展为肝硬化后最终死亡，是一种非常可怕的疾病。如果患病时间过长，还会出现消化障碍。大便呈白色是因为大便中没有胆汁。先天性胆管闭锁症的典型病例发生于足月产的婴儿，大多数并无异常，粪便色泽正常，黄疸一般在生后2~3周逐渐显露，有些病例的黄疸出现于生后最初几天当时误诊为生理性黄疸。

## 先天性胆管闭锁症治疗方法

这种疾病如果不及早治疗，黄疸会逐渐严重，危及生命，应当抓紧时间确诊疾病并实施手术。新生儿的大便如果呈白色，就应当立即到医院检查。

## 鹅口疮原因和症状

鹅口疮是由白色念珠菌引起的口中长白斑的疾病。早产儿、身体虚弱和免疫功能低下的婴儿容易患此疾病，如果疏忽新生儿口腔清洁，或者奶嘴、奶瓶消毒不彻底，也容易患此病。症状的表现为口中长着许多白色斑点，有疼痛感，斑点脱落时会出血。口中的霉菌有可能流入肠道，引起腹泻。

## 鹅口疮治疗及预防方法

到小儿科检查后，一旦确诊为由霉菌引起的鹅口疮，就应该按照医生的指示在宝宝的口腔中涂抹制霉菌素或龙胆紫等治疗药物。在家中给宝宝洗澡时，要用柔软的纱布浸水后擦拭口腔。平常还要严格地将奶瓶和奶嘴进行消毒，妈妈要时刻保持双手清洁。

## 肚脐疝气原因和症状

宝宝出生7～10个月时，脐带脱落后，就会长出正常的肚脐。这时，部分新生儿因为肚脐部位的肌肉柔弱，肚脐不能完全愈合，在皮肤及肌肉附近留下小孔，部分肠子挤过来并向肚脐部分突出，这就是肚脐疝气。症状表现为肚脐部位的皮肤上有硬币大小的突起部分。

## 肚脐疝气治疗方法

当肚脐疝气严重，或持续1年以上，突出部分中有肠子时，应当接受专业医生的检查。如果肚脐有疝气症状，应当前往医院就诊，并定期检查。

## 肠炎原因和症状

由轮状病毒引起，分为病毒性肠炎和细菌性肠炎。经常发生在新生儿身上的肠炎大部分为病毒性肠炎，其中最普遍的就是假性霍乱。假性霍乱是由轮状病毒引起的疾病，从初秋时节开始肆虐。

通常由沾有细菌的衣服、玩具和食物传播。患了肠炎后，通常会先发热，紧接着开始腹泻和呕吐，症状严重时还会在腹痛的同时伴有腹泻和呕吐，可能引起脱水，甚至会威胁生命。起初呕吐的是摄取的食物，症状严重后将吐出混有胆汁的绿色胃液。几小时后开始腹泻，吃奶的婴儿会排出白色像淘米水的粪便。腹泻持续 2 ~ 3 小时，如果在这期间未摄取到足够的水分，则很容易引起脱水症状，发生脱水时，婴儿脸色苍白、唾液干涸、尿液量显著减少，而且哭泣时不见眼泪。

## 肠炎治疗及预防方法

肠炎因为伴随着发热，容易使妈妈误认为是单纯的感冒。发热严重时，应当先用退热剂降温。如果宝宝吐出退热剂，可以尝试使用栓剂。使用栓剂和服用口服药一样，都要掌握恰当的量。如果用药后发热症状依然严重，可以用 30℃ 左右的温水擦拭全身。

呕吐和腹泻严重时，容易引起脱水，因此应当经常喂电解质溶液。另外，需要按照专业医生的指示，小心地喂宝宝母乳或米粥、运动饮料、大麦茶、利于治疗肠炎的特殊奶粉等食物，以补充营养。腹泻可能会使婴儿臀部溃烂，因此应当时时刻刻保持肌肤清洁。

肠炎有很强的感染性，因此预防最重要。平日要勤洗手，并保持环境的清洁，接触过腹泻的婴儿后，必须立即洗手，尤其是换完尿布之后，应用肥皂洗手。此外，要认真地清洗宝宝的手和脸，经常给宝宝更换衣服并要细心地洗涤。

## 中耳炎原因和症状

大部分中耳炎是感冒的并发症，过敏性鼻炎或周围的各种有害物质，也有可能引起中耳炎。据统计，80％的婴儿在 3 岁前都曾罹患过中耳炎，中耳炎发生率会如此之高，是因为婴儿耳中的耳管长度比成人短，且比较直，因此细菌可以长驱直入而引起感染。

当受到感冒、过敏、香烟气体等刺激，耳管水肿时，耳管功能就会被削弱并引发中耳炎。患中耳炎后，婴儿会持续 39℃ 以上的高热，夜间尤其显得烦躁，吃奶后会吐出来，摸耳朵时会大哭。当鼓膜破裂或转化为慢性疾病时，耳朵中会流出脓水，出现听力下降的症状。

## 中耳炎治疗及预防方法

罹患急性中耳炎时，应当立即到医院接受治疗。医生通常会使用适当的抗生素、消炎剂、抗组胺剂等进行治疗，治疗需要 2 周以上的时间，期间即使是高烧退去，疼痛消失，也不能立即停止，否则最终将发展为慢性中耳炎，严重时还会损伤听力。中耳炎复发的概率较高，罹患感冒时，必须接受医生的诊断。为预防中耳炎的发生，应采用正确的哺乳姿势。哺乳时小儿不要平卧，头部要高一些，以防奶水经咽鼓管进入中耳而导致中耳炎。

## 肺炎原因和症状

肺炎是因为肺部感染而产生发炎，是一种比较严重的呼吸器官疾病。肺炎大多由病毒引起，也可能由支原体引起，不满2岁的婴儿通常都是第一次罹患肺炎。但婴儿患感冒、麻疹、百日咳等疾病后也可能会引起肺炎，因此对待婴儿肺炎要采取审慎态度。

肺炎主要症状与感冒相似，但高烧和呼吸困难却和感冒不同。罹患肺炎时，婴儿呼吸困难，呼吸次数每分钟超过50次，每次呼吸时鼻子都会一张一合，脸和嘴唇、手指、脚趾变得苍白。有些婴儿会出现腹泻、痉挛症状，变得毫无气力，食欲不振；罹患病毒性支气管炎时，会突然出现恶寒，身体温度会升至39~40℃。刚罹患肺炎时，症状较轻，起初可能会被误当成感冒治疗，几天后才能诊断出肺炎。到儿科医院检查时，如果医生怀疑为肺炎，可能会拍摄X光片确诊。

## 肺炎治疗及预防方法

宝宝罹患肺炎后，大部分的妈妈认为必须住院治疗，其实并没有这个必要，不过，疾病种类繁多，症状也大相径庭，最好听取医生的建议。有些父母给宝宝吃药时，如果症状有所好转，就会停止服用，这种做法并不好，药物必须吃完一定疗程才能奏效。有一种预防针是肺炎预防接种，但这种预防针只能预防肺炎球菌引起的肺炎，并非对所有种类的肺炎起作用。

因此，通过预防接种来预防肺炎不是绝对可靠的。如果是病毒性肺炎，可以在医院经过治疗痊愈。虽然没有预防肺炎的完善方法，但良好的生活习惯无疑是非常有益的。经常洗手洗脚，充分休息，吃有营养的食物，可以预防换季时的呼吸器官疾病。

## 扁桃体炎原因和症状

急性扁桃体炎通常由感冒的二次感染和细菌的直接感染引起，罹患热感冒时，颈部容易肿大，并产生发炎。婴儿罹患中耳炎时，扁桃体也可能严重地肿大。罹患急性扁桃体炎时，颈部疼痛，吞咽食物时有疼痛感，而且全身麻痛发热。

如果扁桃体炎发病频繁，导致扁桃体增大，就会堵塞婴儿的鼻孔。这时，婴儿只能用嘴巴呼吸，无法熟睡，成长速度也较同龄者缓慢。有时，婴儿会出现鼻后腔滴流，使中耳炎反复发作，还可能引起呼吸暂停综合征。

## 扁桃体炎治疗及预防方法

罹患扁桃体炎时，要使宝宝保持镇静，摄取充足的水分，喂柔软的食物。当发热或出现肌肉疼痛时，可以使用抗生素治疗。但是，如果因为反复的热感冒使疾病慢性化，那么很容易造成扁桃体肥大。

婴儿因扁桃腺增大而常罹患中耳炎或急性病毒性鼻炎，以及因扁桃体炎引起齿列异常时，或者因频繁的扁桃体炎引起发育障碍时，需要进行手术治疗。随着年龄的增长，扁桃体将变小，满3～4岁前不宜手术。

## 过敏性鼻炎原因和症状

过敏性鼻炎分为季节性鼻炎和常年性鼻炎。季节性鼻炎是多发生于换季期的鼻炎，症状为清晨流鼻涕和打喷嚏。常年性鼻炎是慢性疾病，没有典型的鼻炎症状，看似感冒却终年无法痊愈。过敏性鼻炎和感冒不同，打喷嚏症状严重，鼻涕是透明的。罹患鼻炎时，全身没有其他症状，但眼睛周围会发红，而且发痒。

## 过敏性鼻炎治疗及预防方法

如果罹患了过敏性鼻炎，最好不要在家里自行治疗，应当在发病后立即赶往医院，接受专业医生的治疗。因为，如果妈妈不加辨别就盲目地给婴儿喂止鼻涕的药物，很容易使过敏性鼻炎转化为慢性鼻炎。

医院通常使用抗组胺剂进行治疗，不过，由于该药物有可能引起多种不良反应，所以应当咨询专业医生，以确保安全。如果宝宝天生是过敏性体质，就要限制摄取牛奶、鸡蛋、鱼、贝类、豆等容易引起过敏的食物，避免接触经常掉毛的宠物、布娃娃、尘螨或霉菌容易繁殖的地毯、毛织物或毛皮服装、被子等，室内还要避免种植花草。婴儿罹患食物过敏或异位性皮肤炎后，就等于已经跨入过敏性疾病的"大门"，应格外注意。

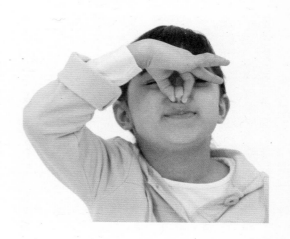

## 暂时性呼吸增快原因和症状

早产儿因为肺部还没有成熟，因此容易发生呼吸困难症候群。有些会在出生2～3天内感到呼吸困难，每分钟呼吸次数达60～100次，这就叫暂时性呼吸增快。正常情况下，2～3天后会自然恢复。

## 暂时性呼吸增快治疗方法

帮婴儿静脉注射葡萄糖和电解质溶液，并进行人工氧气呼吸，2～3天就可以痊愈。

## 败血症原因和症状

细菌进入血液中，引起低血容量性休克，及破坏主要脏器功能的疾病，称为败血症。罹患败血症时，会出现呕吐、腹泻、腹部胀满、呼吸困难、发热等症状。

## 败血症治疗方法

如果采用了适当的抗生素，在细菌感染早期进行治疗，就不会造成太大的问题，但如果感染了毒性强的细菌，即使是采取抗生素治疗，仍有危险。

## 脑膜炎原因和症状

早产儿的免疫系统尚未成熟，尤其是在28周之前出生时，没有从母体中获得抗体，因此无论是出生前、后，都容易被感染。脑脊髓膜炎，是指围绕着脑和脊髓的脑脊髓膜出现发炎症状，表现症状为精神不振、呼吸困难、发热等。

## 脑膜炎治疗及预防方法

如果是感染概率高的早产儿，为了防止细菌繁殖，应当预先注射抗生素。医院通过抽取婴儿的血液、尿液或脑脊髓液来判断是否感染。细菌引起的发炎症状要利用抗生素治疗，按照细菌和感染程度的不同，应使用不同的抗生素。

## 贫血原因和症状

早产儿在出生前体内没有足够的铁质，因此必须单独供应铁质，否则，在出生后6个月之前容易因铁质不足而罹患贫血。早产儿红细胞寿命短暂，所以容易罹患贫血。如果婴儿和妈妈的血液分属不同血型，情形会更加恶化。婴儿出生后 1 周内体内会制造新的红细胞，但如果是早产儿，医院为了检查会经常抽血，因此需要输血以纠正早产儿贫血。

## 贫血治疗方法

早产儿通常采用输血治疗，也可以使用制造红细胞的红细胞生成素。体重在 2.5 千克以下的早产儿，需要从出生 8 周起连续摄取 3 ~ 4 个月的铁，每千克体重摄取 1 ~ 3 毫克。

## 感冒原因和症状

感冒是发生于呼吸器官的代表性疾病，由病毒引起，主要发生于鼻腔和咽喉。早产宝宝较足月宝宝体质弱，抵抗力差，更易感染病毒性感冒。感冒症状表现为发热、咽喉肿胀、流鼻涕、咳嗽，有时同时出现上述症状，有时则依次出现。

对婴儿来说，感冒不仅是呼吸器官的疾病，还会伴随着呕吐、腹泻等消化器官的疾病。在几百种感冒病毒中，如果感染了随着天气转凉而出现的轮状病毒，就会同时对呼吸器官和消化器官产生影响，除了感冒症状之外，还会因厌食、腹泻、呕吐而引起脱水，让婴儿筋疲力尽。

## 感冒治疗及预防方法

如果体温超过 38℃，可以用温水浸过的毛巾进行按摩以降温。鼻子堵塞严重时，可以用加湿器将室内湿度调整到 50 % ~ 60 %，使鼻子通畅。如果利用棉花棒或鼻吸入器等吸鼻子有可能会伤及鼻黏膜，建议不要经常使用。咳嗽是释放体内有害细菌的信号，因此不应该未经医生指示使用止咳的药物，如果咳嗽不停，有可能导致水分缺乏，要多喂宝宝麦茶或运动饮料，以补充水分。当同时伴有腹泻或呕吐等消化器官疾病时，要喂少量米粥之类易消化的食物。如果大量出汗湿透内衣，应该擦净汗水，并经常更换衣服。对宝宝而言预防感冒是最重要的。帮宝宝穿上多层薄衣服，以利于体温调节，从外面回来后要洗净手脚，以防降低宝宝自身的免疫力。

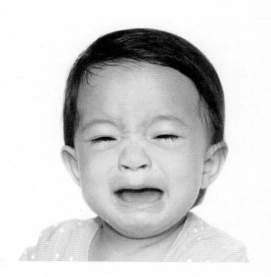

# 这样吃，好的快

# 专为生病宝宝调制的菜单

宝宝生病了，食欲比往常减少好多怎么办？这是很多爸妈遇到孩子生病，浮上心头的第一个念头。宝宝其实跟成人一样，在食物上不只追求美味，也喜欢食物的可口外观，只要掌握这个重点，宝宝胃口自然大开。

## 不同症状，给予不同的饮食

宝宝的症状不同，爸妈给予的饮食也应该不同！举例来说，发热的宝宝跟呕吐的宝宝饮食内容应有所区别，前者需补充水分，防脱水，并减少喂冷食，尽量挑选维生素 A、维生素 C 含量高的食物；后者在症状发生后，要持续观察 1 至 2 个小时，若状况好转，离呕吐发生 3 至 4 小时后，便可以适量喂食脂肪含量低且易消化的食物。

## 让料理"看"起来美味无比

从视觉上让料理变好吃，也是让宝宝食欲大增的妙方之一！爸妈可以选择拥有亮丽色彩的食材，例如南瓜、胡萝卜、甜椒、西红柿等，让食物的天然原色增添料理的视觉享受。

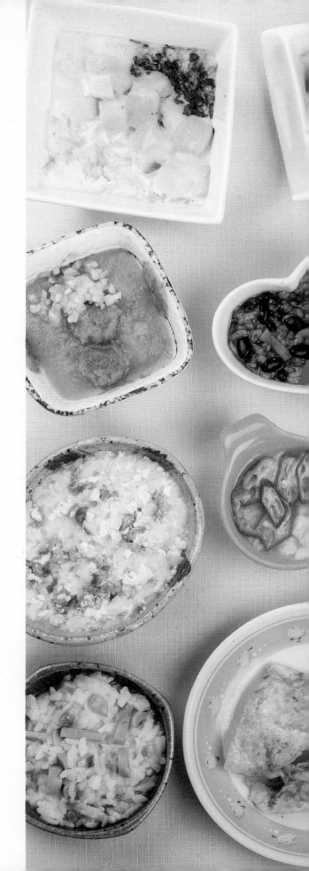

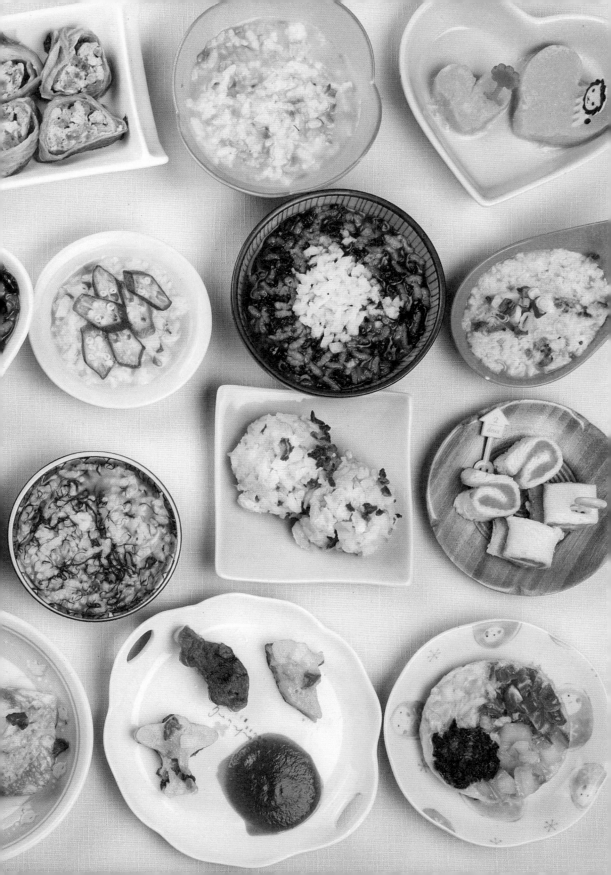

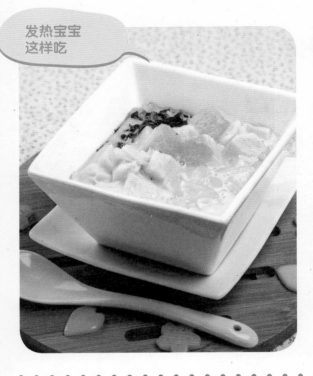

发热宝宝
这样吃

# 蔬果吐司蒸蛋

## 材料

吐司 1/2 片　　　哈密瓜 30 克
菠菜 10 克　　　鸡蛋 1 个
配方奶粉 45 克

## 做法

1 哈密瓜去皮、去子后，切成小丁。

2 吐司切成小丁；菠菜洗净，取叶子部分，切碎。

3 将鸡蛋打散，混入配方奶粉中搅拌均匀，再倒入哈密瓜、菠菜和吐司，搅拌一下，放进蒸锅中蒸熟即可。

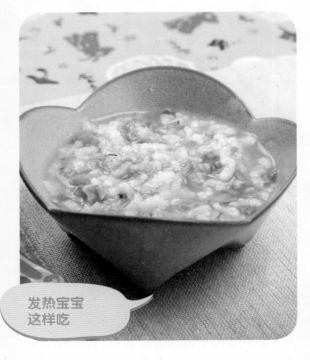

# 火腿莲藕粥

## 材料

白米粥 75 克　　　莲藕 20 克
火腿 20 克　　　高汤 50 毫升

## 做法

1 莲藕洗净、去皮后，再切细碎；火腿切成丁，用开水汆烫一下。

2 锅中放入白米粥、高汤、莲藕和火腿，用大火煮沸，再转中火续煮至食材软烂即可。

发热宝宝
这样吃

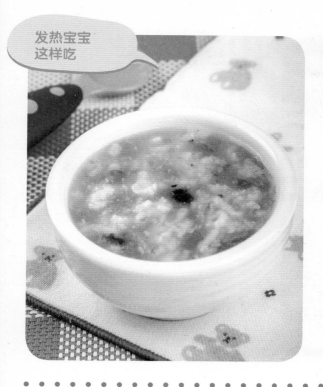

发热宝宝
这样吃

# 黑豆胡萝卜粥

## 材料

白米饭 30 克　　胡萝卜 10 克
泡开的黑豆 5 克　豌豆 5 克

## 做法

1 泡开的黑豆用开水煮一次，再用冷水清洗，再重新煮熟，切碎。

2 煮熟的豌豆去皮后切碎；胡萝卜洗净、去皮，切碎。

3 在锅中放入白米饭、黑豆、豌豆、胡萝卜和适量水煮开，再改小火，边煮边搅拌。

4 待粥煮熟后关火，盖上锅盖，闷 5 分钟即可。

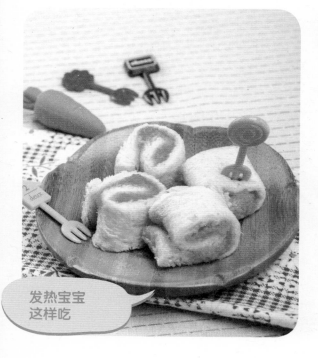

发热宝宝
这样吃

# 胡萝卜酱卷三明治

## 材料

吐司 2 片　　　胡萝卜 100 克
橙汁 100 毫升　柠檬汁 8 毫升

## 做法

1 将胡萝卜去皮、蒸熟后，磨成泥。

2 将胡萝卜泥、橙汁、柠檬汁混合后加热，边搅拌边用小火煮成胡萝卜酱。

3 吐司去边，只取中间使用，再在表面均匀地涂上一层胡萝卜酱，卷起来。

4 将吐司卷切成小卷即可。

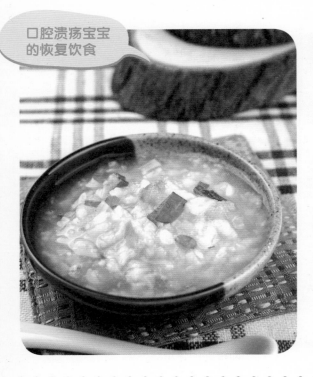

口腔溃疡宝宝的恢复饮食

# 山药虾粥

## 材料

白米粥 75 克　　山药 30 克
虾仁 2 只　　　　海带高汤适量
葱花少许

## 做法

1 山药洗净、去皮，切小碎块；虾仁去肠泥，切小丁。

2 将海带高汤倒入白米粥中加热，再加入山药和虾肉，约煮 2 分钟，最后下葱花即可。

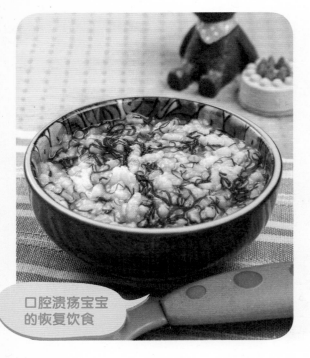

# 牛蒡发菜稀饭

## 材料

白米粥 75 克　　　牛蒡 15 克
发菜 5 克

## 做法

1 发菜搓洗干净，切碎；牛蒡洗净后去皮，切碎后泡在凉水里，去除涩味。

2 锅中倒入适量的水和牛蒡末，稍煮片刻，再加入白米粥，最后将发菜放入稀饭中熬煮片刻，即可盛出食用。

口腔溃疡宝宝的恢复饮食

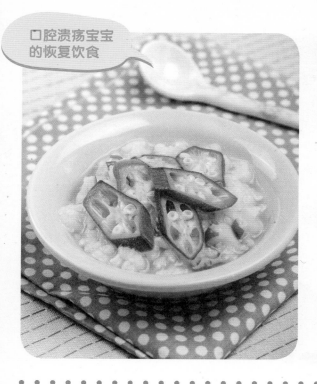

口腔溃疡宝宝
的恢复饮食

# 秋葵香菇稀饭

## 材料

白米饭 20 克　　香菇 1 朵
秋葵 1 个

## 做法

1 秋葵洗净后，去两头、切碎。

2 香菇去蒂后，洗净，再取伞状部分切碎。

3 锅中注水煮至沸腾，加入白米饭、香菇及秋葵一起熬煮。

4 待米饭变成稀饭，食材煮至软烂后，即可起锅食用。

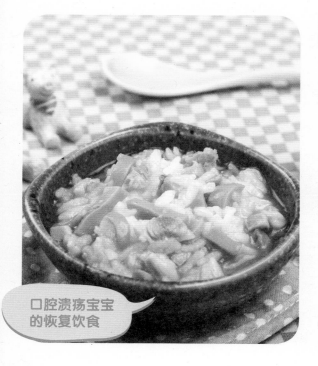

口腔溃疡宝宝
的恢复饮食

# 松茸鸡汤饭

## 材料

白米饭 20 克　　鸡高汤 120 毫升
鸡肉 15 克　　　松茸 15 克

## 做法

1 将鸡肉去皮、洗净，煮熟后剁碎，备用。

2 松茸洗净，用开水焯烫后，剁碎备用。

3 锅中放入鸡高汤和白米饭熬煮片刻。

4 加入鸡肉末和松茸末，继续熬煮，直到食材软烂即可。

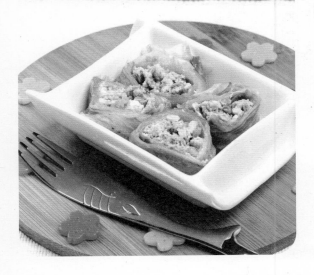

改善宝宝便秘
症状的美味食谱

# 生菜牛肉卷

## 材料

新鲜生菜叶 2 片　　牛肉 50 克
鸡蛋 1 个

## 做法

1 生菜叶洗净，用滚水焯烫后沥干。

2 牛肉洗净，剁成肉泥；鸡蛋打散，
将蛋液抹在生菜叶上。

3 将牛肉泥放在生菜叶上，做成生菜
卷，再放入蒸锅中蒸熟。

4 取出蒸熟的生菜牛肉卷，切成小段
即可。

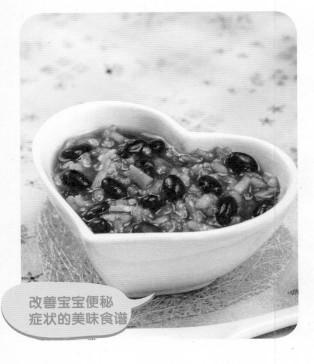

改善宝宝便秘
症状的美味食谱

# 洋葱黑豆汤

## 材料

白米饭 20 克　　黑豆 5 个
洋菇 20 克　　南瓜 20 克

## 做法

1 将洋菇洗净、去蒂，剁碎；南瓜去皮、
去子，切丁。

2 起滚水锅，放入黑豆煮烂，再放进
白米饭一起熬煮。

3 等米粒膨胀后，加入洋菇和南瓜煮
至食材软烂即可。

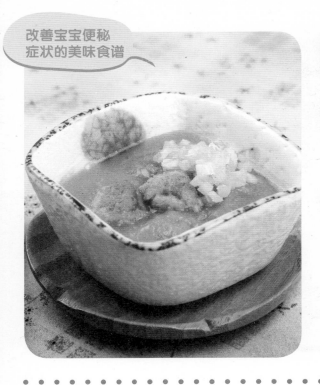

改善宝宝便秘
症状的美味食谱

# 南瓜芋丸

## 材料

南瓜 30 克　　　　芋头 50 克
芹菜末少许　　　　食用油适量

## 做法

1 南瓜洗净后去皮、子，蒸熟后磨泥；芹菜洗净，切碎。

2 芋头去皮、洗净后切块，蒸熟后磨泥并揉成小丸子，最后下油锅炸成芋丸。

3 小锅中放入适量水和南瓜泥煮沸，加入芋丸，最后撒上芹菜末即可。

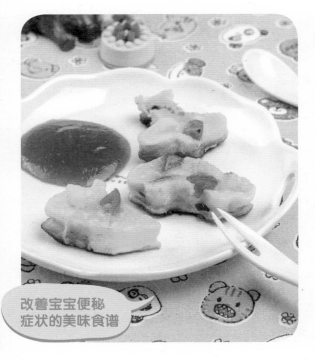

改善宝宝便秘
症状的美味食谱

# 水果煎饼

## 材料

土豆 20 克　　　　西红柿 15 克
苹果 25 克　　　　香蕉 20 克
鸡蛋 1 个　　　　配方奶粉 15 克
食用油适量　　　　面粉 20 克

## 做法

1 土豆去皮后，切丁、煮熟；西红柿、苹果、香蕉去皮后，切丁。

2 配方奶粉加入开水搅拌均匀。

3 鸡蛋打散，加入配方奶、面粉和其他所有食材混合均匀后，倒入已热好的油锅中，煎成饼即可。

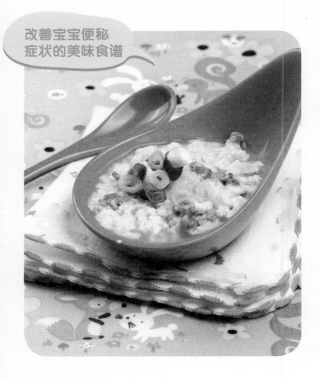

改善宝宝便秘症状的美味食谱

# 牛肉山药粥

## 材料

牛肉 25 克　　　山药 10 克
燕麦片 20 克　　葱适量

## 做法

1 牛肉剁成末；山药去皮后，切成细丁；葱洗净，切末。

2 将牛肉放进锅中，加入适量的水，再加入燕麦片和山药熬煮 5 分钟。

3 待食材完全煮至软烂后，放入葱末即可。

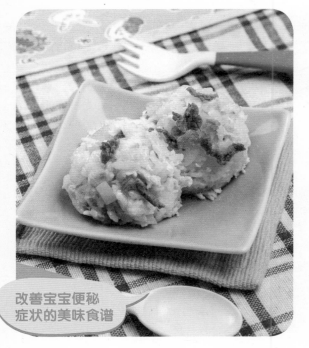

改善宝宝便秘症状的美味食谱

# 牛肉土豆炒饭

## 材料

白饭 20 克　　　牛肉 20 克
土豆 20 克　　　鸡蛋半个
食用油少许

## 做法

1 牛肉剁碎；鸡蛋打散，煎成蛋皮，再切碎；土豆去皮，切丁备用。

2 热油锅，将碎牛肉放进去炒，肉熟后，再放入土豆拌炒。

3 放入白饭拌匀，再加入煎蛋皮一起拌炒，即可起锅食用。

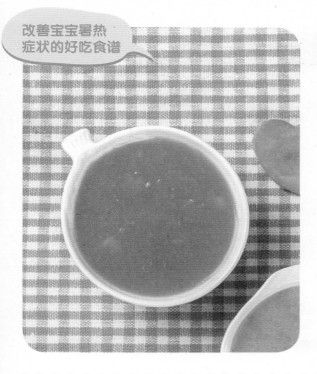

# 西瓜银耳

## 材料

西瓜 20 克　　　　　银耳 10 克
苹果泥 10 克

## 做法

**1** 取一锅，加入 400 毫升水与银耳，熬煮至银耳熟烂。

**2** 西瓜均匀压泥后，与苹果泥一同放入熬煮熟烂的银耳中，搅拌均匀即可关火，放凉后便能食用。

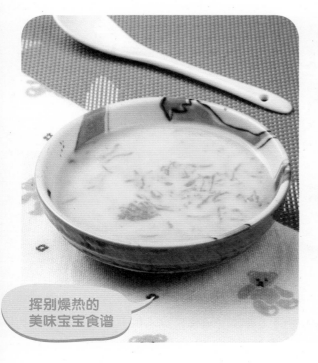

# 南瓜牛奶粥

## 材料

南瓜 20 克　　　　　配方奶 100 毫升
米饭 10 克

## 做法

**1** 南瓜蒸熟后去皮，压泥备用。

**2** 取一锅，放入配方奶、南瓜及米饭熬煮至稠烂，即可起锅食用。

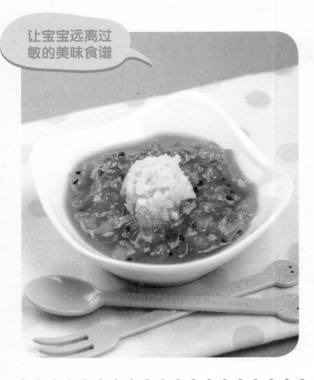

让宝宝远离过敏的美味食谱

# 综合水果鱼

## 材料

白肉鲜鱼 25 克　　综合水果 20 克

## 做法

1 鲜鱼蒸熟后，去皮、去刺，再切碎备用。

2 当季综合水果洗净，切小丁。

3 锅中加适量水煮沸，加入综合水果，煮成水果泥，淋入鱼泥中即可。

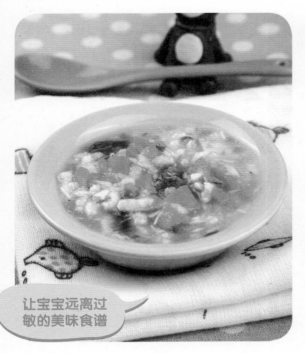

让宝宝远离过敏的美味食谱

# 鲭鱼胡萝卜稀饭

## 材料

米饭 50 克　　　　胡萝卜 15 克
鲭鱼肉 15 克

## 做法

1 鲭鱼泡在洗米水或牛奶中去除腥味，再清洗干净，接着用开水汆烫后剔除鱼刺，取其肉捣碎；胡萝卜去皮后捣碎。

2 锅中倒入 60 毫升水和胡萝卜稍煮一下，再加入米饭和适量的水，熬煮成稀饭。

3 将鲭鱼肉放入锅中，搅拌熬煮至食材熟透即可。

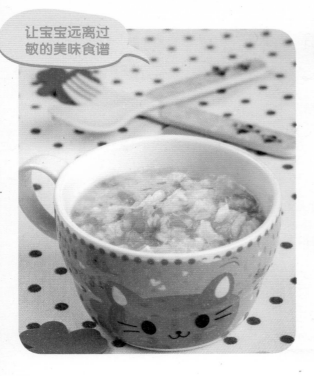

让宝宝远离过敏的美味食谱

# 鲷鱼白菜稀饭

## 材料

软饭 40 克　　　　鲷鱼 20 克
白菜心 15 克　　　胡萝卜 10 克
洋葱 10 克　　　　食用油适量
海带汤 100 毫升

## 做法

1 鲷鱼蒸熟后去除鱼刺，再切成小块。

2 白菜心切细一点；胡萝卜、洋葱去皮后再切丝。

3 起油锅，放入白菜心、胡萝卜、洋葱拌炒，再放入软饭、海带汤煮片刻。

4 放入鲷鱼搅拌均匀，即可关火。

# 银鱼菠菜稀粥

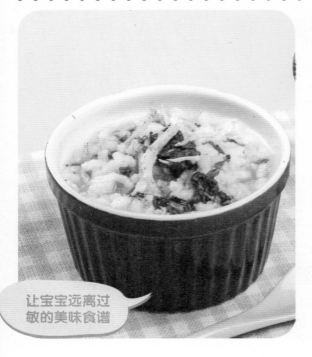

让宝宝远离过敏的美味食谱

## 材料

白米粥 60 克　　　银鱼 15 克
菠菜 15 克

## 做法

1 将银鱼洗净备用。

2 菠菜洗净，焯烫后切成碎末。

3 锅中放入白米粥加热，再加入银鱼、菠菜一起熬煮，待沸腾后即可食用。

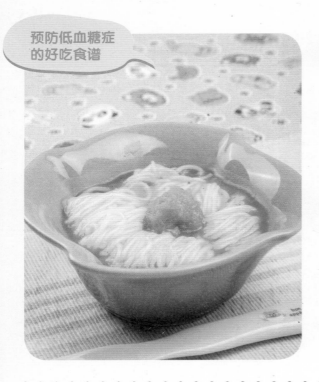

预防低血糖症
的好吃食谱

# 南瓜细面

## 材料

细面 50 克　　　　新鲜南瓜 20 克
高汤 150 毫升

## 做法

1 南瓜去子后切丁，放入电锅中蒸熟。

2 锅中加水煮开，再放入细面煮至软烂，捞出后，用剪刀剪成小段备用。

3 南瓜倒入锅中，加适量水和高汤，用中火边煮边搅拌，避免烧糊。

4 放入细面拌匀，再次煮开后即可关火。

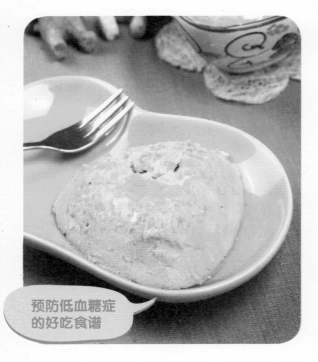

# 蔬果鸡蛋糕

## 材料

蛋黄 1 个　　　　土豆 20 克
香蕉 10 克　　　　香瓜 10 克

## 做法

1 香瓜洗净，切成小丁；香蕉去皮后，磨泥备用。

2 土豆去皮后蒸熟，磨成泥。

3 蛋黄中加入土豆泥、香蕉泥一起搅拌均匀，再加入香瓜丁，放入蒸锅中，蒸熟即可。

预防低血糖症
的好吃食谱